天津市科普重点项目

医患交流·癌症防治与康复系列丛书

食管癌

百问百答

名誉主编　于振涛
主　　编　岳　杰
主　　审　唐　鹏
副主编　段晓峰　弓　磊　黄崇标
编　　委　（按姓氏汉语拼音排序）
　　　　　陈传贵　葛　鹏　郭　燕　何　娜
　　　　　姜宏景　金庆文　李海欣　刘向明
　　　　　马明全　乔宇峰　屈大望　任　鹏
　　　　　尚晓滨　张建国　赵锡江

天津出版传媒集团

天津科技翻译出版有限公司

图书在版编目(CIP)数据

食管癌百问百答 / 岳杰主编. — 天津：天津科技翻译出版有限公司, 2017.6
(医患交流·癌症防治与康复系列丛书)
ISBN 978-7-5433-3692-6

Ⅰ.①食… Ⅱ.①岳… Ⅲ.①食管癌–诊疗–问题解答 Ⅳ.①R735.1-44

中国版本图书馆 CIP 数据核字(2017)第 112850 号

出　　版：天津科技翻译出版有限公司
出 版 人：刘 庆
地　　址：天津市南开区白堤路 244 号
邮政编码：300192
电　　话：(022)87894896
传　　真：(022)87895650
网　　址：www.tsttpc.com
印　　刷：天津市银博印刷集团有限公司
发　　行：全国新华书店
版本记录：700×960 16 开本 7.5 印张 75 千字
　　　　　2017 年 6 月第 1 版 2017 年 6 月第 1 次印刷
　　　　　定价：18.00 元

丛书编委会名单

丛 书 序

  随着我国社会经济的发展以及老龄化的加速,恶性肿瘤的发病率呈逐年上升的趋势,已成为严重威胁人民生命与健康的首要疾病。我国肿瘤防控目标是降低发病率,减少死亡率。许多研究表明,肿瘤是可以预防或改善预后的,1/3 的恶性肿瘤可以预防,1/3 通过早期发现、诊断后可以治愈,另外 1/3 通过合理有效的治疗不仅可以改善肿瘤患者的生活质量,也可以使患者的生存期得到延长。但普通公众,一方面对于肿瘤的发生、发展等一般知识缺乏了解,很多人都谈癌色变;另一方面,对肿瘤诊断、治疗的水平的提高认识不足,认为肿瘤就是绝症,因而影响了预防及治疗。因此,提高健康意识、普及肿瘤防治相关科学知识是目前医务工作者和普通公众共同面临的一项艰巨任务。

  天津医科大学肿瘤医院作为我国规模最大的肿瘤防治研究基地之一,以严谨求实的治学作风培养了一大批医学才俊。这套《医患交流·癌症防治与康复》系列丛书就是由该医院的优秀青年专家以科学研究与临床实践为依据,从普通公众关心的问题出发编写而成。对肺癌、胃癌、结直肠癌、食管癌、乳腺癌、恶性淋巴瘤,以及肝胆胰、妇科、甲状腺等常见肿瘤，从读者的角度、以问答的形式概述了各肿瘤病种的致病因素、临床表现，以及诊断、治疗、康复知识。其目的在于答疑解惑，交流经验，给予指导和建议，提高患者及公众对肿瘤防治的认识，克服恐惧，进而开展有利的预防措施，正确对待肿瘤的治疗方法，接受合理的康复措施。

本套丛书内容客观、全面，语言通俗、生动，科学性、实用性强，不失为医学科普书籍的最大创新亮点与鲜明特色。

中国工程院院士

中国抗癌协会理事长

前　言

　　恶性肿瘤是威胁人类健康的常见疾病，位居人类疾病三大主要死亡原因之首，占所有疾病死因的 1/4。其中食管癌是常见的消化道恶性肿瘤之一。食管癌是世界第 8 位常见肿瘤，排在肿瘤致死原因的第 6 位。而我国是食管癌的高发区之一，是世界食管癌发病率和死亡率最高的国家，每年平均约有 15 万人病死，严重威胁人们的健康。

　　食管癌的治疗主要包括手术治疗、放射治疗、化学治疗、内镜治疗、中医中药治疗及生物治疗等方式。目前的治疗原则应当是以上各种手段的综合治疗。比如，术前的新辅助放化疗，就明显提高了手术的切除率，延长了患者的总生存期和无病生存期。再如，随着手术技术的进步，微创手术甚至包括达·芬奇手术机器人的应用，患者的生存质量也得到了明显的改善。

　　诚然，以上的种种需要大众的关注和了解。在我们的临床工作中，也经常会遇到患者及家属提出各种科普相关的问题。因此，我们觉得有必要把患者关心的问题和医生认为重要的问题进行汇总，并逐一解答。希望通过我们的工作，能够增加大众对于食管癌的了解，尤其是对于预防的重视和对早期症状的警觉，希望能够为食管癌的"早诊早治"贡献一份力量。此外，我们还希望食管癌的患者和家属能够通过本书，增加对疾病的认识，了解食管癌的表现、检查、治疗原则和特点、预后等情况，从而减少对于疾病的恐惧，增强对抗疾病的信心。

为了方便读者阅读，我们把本书分为4个部分，包括基础疑问、诊断疑问、治疗疑问和康复疑问。这样的结构安排与一般的学术书籍略有不同，是因为我们希望由浅入深、由面至点地引导读者逐渐了解食管癌。与本系列其他丛书一致的是，我们也采用了问答的形式。这些问题大多是临床工作中患者常常会提到的问题，比如，"什么是食管？""食管癌患者男的多还是女的多？""食管癌会遗传吗？""吸烟、饮酒与食管癌的发生有关系吗？"等患者最关心的问题。希望我们的回答能够解除大众的困惑和烦恼。

限于水平与时间，不足之处在所难免，望广大读者批评、指正，待再版时完善。

岳　杰

2017 年 3 月

目　录

诊断疑问

治疗疑问

基础疑问

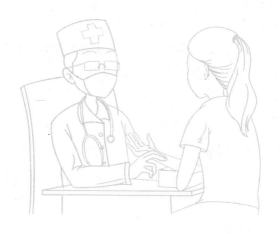

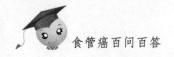

1 什么是食管癌？

食管癌是发生于食管黏膜上皮的恶性肿瘤。全世界每年约 30 万人死于食管癌。我国是食管癌的高发区之一，每年平均约有 15 万人病死。食管癌是人类常见的消化道恶性肿瘤之一，是世界第 8 位常见肿瘤，排在肿瘤致死原因的第 6 位。2008 年，全球新发病例为 482 300 例，死亡病例为 406 800 例。食管癌的分布遍及世界各地，其发病情况在不同国家、不同地区却相当悬殊，在高发区内有低发区，在低发区有高发区，高发区可高于低发区 100~200 倍。食管癌的病理类型包括鳞状细胞癌和腺癌。在中国等食管癌高发区，90%以上为鳞状细胞癌；腺癌多发于非流行地区，包括北美及西欧，近年来发病率逐年上升，占食管恶性肿瘤的 50%以上。

我国是世界上食管癌发病率和死亡率最高的国家，尤其是农村地区，严重威胁人们的健康。据《现代食管外科学》介绍，食管癌的 60%病例发生在我国；全世界新增食管癌病例近 40 万例，占新发病例的 4.1%，其中 80%的新发病例发生在发展中国家。

由于难以早诊，所以死亡率仍很高，每年 30 万例左右，占癌症死亡的 5.4%。据估计，食管癌发病率男性为 10.2/10 万例，女性为 4.2/10 万例；死亡率男性为 9.3/10 万例，女性为 3.8/10 万例，但近年来国外食管腺癌呈上升趋势。食管癌预后差，侵袭性高，整体 5 年生存率为 15%~25%，根治术后 5 年生存率为 30%左右。确诊时多为晚期肿瘤及转移潜能高决定了食管癌预后差。食管癌的治疗手段包括手术、化学治疗（化疗）、放射治疗（放疗）、靶向治疗、生物治疗等。但是单一治疗手段效果低于综合治疗，所以目前主张多种治疗手段相结合的综合方式。

2 什么是食管？

食管（esophagus）是消化道的最上部，是一个富有弹性的肌性管腔。上接漏斗状的喉咽部，起自环状软骨下缘、环咽肌下缘，下通胃贲门，相当于第 10~11 胸椎体平面。

（1）食管长度。随年龄而增长，新生儿为 8~10cm，一年后增加至 12cm，到5岁时长约 16cm，5~15 岁食管生长缓慢，15 岁时长约 19cm。成人男性食管长21~30cm，平均为 24.9cm；成人女性食管长 20~27cm，平均为 23.3cm。

食管的横径在环状软骨下缘为 1.3cm，气管分叉部为 1.3cm，横膈裂孔处为 1.55cm，贲门部为 2.2cm，平时食管前后壁几乎相贴，吞咽时做不同程度的扩张。从门齿到食管入口处的距离约 15cm，到贲门约 40cm。所以大多数胃镜报告会出现"距离门齿……厘米可见肿物（或者溃疡等）"这样的描述，目的是为了能够估计病变所在位置。

（2）食管分段。食管分为颈、胸、腹（即上、中、下）三段。

颈段长约 5cm，是指由食管开始端至颈静脉切迹平面的一段。

胸段食管长约 15cm，上接食管颈段，下至横膈裂孔。又分为胸上段、胸中段与胸下段三部分。

腹段仅 1~3cm，上接胸段，下接胃贲门部。

大多数疾病引起的食管溃疡多发生在食管的中、下段。

（3）食管走行。食管并非一单纯直管，食管大部分接近脊椎，自上而下呈3 个弯曲，下颈部与上胸部食管稍向左偏，离气管边缘 4~6mm，然后再向右，相当于第 5 胸椎移行至正中线，第 7 胸椎处食管又再度向左前方弯曲，绕过降主动脉，穿过横膈裂孔而达贲门。

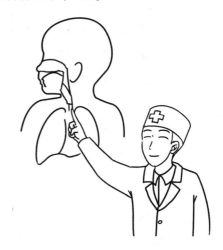

（4）食管的 3 个生理狭窄。第 1 个狭窄位于环状软骨下缘，即相当于第 6颈椎下缘平面，距门齿 15cm。由环咽肌收缩所致，距上切牙约 16cm 处，是环咽部狭窄，为食管最狭窄部位，异物最易嵌顿该处。第 2 个狭窄位于左主支气管及主动脉弓处，即第 4~5 胸椎之间的高度，距门齿约 25cm。主动脉弓处狭窄由主动脉弓压迫食管产生，位于距上切牙约 23cm 处，相当于第 4 胸椎水平，食管镜检查时局部有搏动可见。支气管处狭

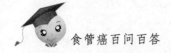

窄由左主支气管横越食管前壁压迫食管所致。因狭窄位置邻近,临床上常合称为第2个狭窄。第3个狭窄位于横膈裂孔处,距门齿35~40cm。食管通过横膈裂孔时,因受到横膈肌与横膈脚的收缩,使内腔缩小。横膈下食管有时可受到正常肝脏的压迫。食管的这3个狭窄是异物滞留和食管癌的好发部位。

(5)食管的组织结构。食管壁厚度为3~4mm,共有4层,即黏膜层、黏膜下层、肌层与纤维层。黏膜层有复层鳞状上皮、固有膜与黏膜肌。黏膜下层由疏松结缔组织组成,内有血管、淋巴管和神经丛,含有食管腺体。肌层分两层,内层环行,外层纵行。肌层内包括平滑肌与横纹肌,横纹肌在食管上端,平滑肌在食管中部以下。肌肉收缩产生蠕动,推动食物进入胃内。肌层之外裹有薄层结缔组织,形成食管的外膜,但不存在浆膜层。除腹段为浆膜层外,其余为纤维层。

温馨提示

食管除运送食物外,在其下段,即距胃贲门4~6cm长的食管还有防止胃内食物反流到食管的作用。这是因为这一段食管内的压力一般比胃内压力要高,有"高压区"之称,故起到了天然"阀门"的作用。

(6)食管的淋巴系统。由食管黏膜层、黏膜下层、肌层发出的淋巴输出管,离食管后分两路,短输出管进入食管旁淋巴结,长输出管走行一段距离后进入食管附近淋巴结。了解淋巴的走行方向有助于了解食管癌经淋巴道转移的规律,如颈段食管癌常有颈部淋巴结转移,晚期食管癌可有锁骨上淋巴结转移。

(7)食管功能。食管没有分泌和消化的功能,它主要的功能是通过蠕动把食团输送到胃里。在正常情况下,食物从咽部到达胃的贲门所需时间是:液体约4秒,固体食物为6~9秒。如果有外伤、异物、炎症或肿瘤,食物下咽就会困难。

当某些原因使抵抗反流的功能下降或消失时,胃内的胃酸就很容易反流到食管,重者可引起食管炎症、食管糜烂甚至食管溃疡。

3　食管癌的高发地区有哪些？

世界各地均有食管癌发生，但不同地区间的发病率差异性很大，高发区可高出低发区 100 倍或更高。食管癌发病最高地区位于亚洲的"食管癌带"，如伊朗高发区贡巴达区，并从伊朗北部延伸，通过中亚诸国，一直到我国太行山区，有些地区食管癌发病高达 200/10 万。

国外：中亚一带、非洲、法国北部和中南美洲。如伊朗黑海地区，食管癌发病率男性为 165.5/10 万，女性为 195.3/10 万。在亚洲，高发区位于里海沿海地带至中国北部及土库曼斯坦、哈萨克斯坦及乌兹别克斯坦，日本和印度则属于中度危险地区。非洲的高发区位于非洲的南部和东部，尤其是津巴布韦和南非的特兰斯凯更高。在欧洲、美洲和大洋洲则发病率很低。

国内：其高发区分布在太行山区（河南、河北、山西）、四川北部地区、江苏北部地区、大别山区（湖北、安徽交界）、粤闽交界沿海地区、新疆地区（尤其是哈萨克族居住区），覆盖人口近 2 亿。

河南省林州市居全国之最，发病率为 478.87/10 万。新疆的塔城、伊犁、阿勒泰等地区发病率较高。塔城的托里县最高，发病率为 90.75/10 万。和田的于田县发病率最低，发病率为 2.07/10 万。我国食管癌发病率、死亡率农村高于城市。

4　食管癌的高发民族有哪些？

食管癌的发生有民族差异性。亚洲的中国人和日本人的食管癌发病率高于欧洲人和美国人。美国的黑人又明显高于白人。哈萨克人、乌兹别克人、土库曼人较高。高加索俄罗斯血统人、塔吉克人、伊朗波斯人较低。

我国哈萨克族的食管癌发病率也远高于其他民族，为 68.58/10 万，其中新疆托里县哈萨克为 155.9/10 万，其次为蒙古族、维吾尔族和汉族，塔吉克族最低，发病率为 5.93/10 万。

旅居美国的中国人、日本人及欧洲人的第 1 代移民中食管癌的死亡率高于本土美国人，但至第 2 代时，这种差异明显缩小甚至消失。这说明食管癌的

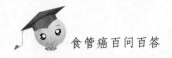

民族差异性可能与各民族的生活习惯和遗传因素有一定的关系，但环境因素对食管癌的发生也有非常重要的影响。另外，食管癌的发生也可能与社会地位及经济状况等有一定的关系。

5　食管癌患者男的多还是女的多？

高发区男女比例相近，低发区则差别较大。食管癌的发病一般是男性多于女性。在南非高发区男女之比为1:1，而在法国男女之比则为(20~30):1，在我国则男女之比为2:1。

男性患食管癌的风险是女性的2~3倍，而患腺癌的风险是女性的7~10倍。另外，在美国，黑人食管鳞状细胞癌的发病率是白人的5倍，而白人食管腺癌的发病率是黑人的3~4倍，特别是男性。典型的食管腺癌患者是处于社会中间阶层的60~70岁体重超重的男性。鳞状细胞癌、腺癌两种类型食管癌患者在40岁以下较少见，但是目前在该类人群中其发病率也在升高。

6　食管癌的高发期是哪个年龄段？

食管癌的最好发年龄为60~64岁，其次为65~69岁，70岁以后逐渐降低，35岁以下的青年人也很少见。我国男女平均死亡年龄为63岁，高发区人群死亡年龄比低发区小10年左右。

7　食管癌发生的危险因素有哪些？

一些环境和遗传因素已被证实为食管癌特别是鳞状细胞癌的潜在致病因素。

在地理因素上，某些地方食管癌高发，比如中国，饮食中缺乏维生素 A、维生素 C、维生素 B_2 及蛋白质，而硝酸盐及亚硝酸盐含量较高。食品原料的真菌污染以及与之相关的黄曲霉毒素产物可能也是重要的危险因素。

吸烟、饮酒二者对食管鳞状细胞癌的发生、发展有相互促进的作用，其危险性可增加44倍。

其他的危险因素还包括头颈部的鳞状细胞癌，其原因可能是由于头颈部肿瘤也与吸烟、饮酒有关。贲门失弛缓症危险性可增加30倍。摄入腐蚀剂(比如碱性液体)引起的狭窄。家族性结缔组织病比如胼胝形成,50%的患者到 45 岁时都会发生癌症。此外,还包括憩室肿瘤、普卢默–文森综合征、辐射等。

对于腺癌,主要的发病因素是 Barrett 食管,据估计每年恶变率为 0.5%~1%,是普通人群患食管癌危险性的 125 倍。与结肠癌类似,其发展过程经过组织变形—组织变性—癌变。胃食管反流使食管黏膜过度暴露于胃酸及胆汁,特别是结合型胆汁酸盐(二次胆汁酸盐)被认为对食管黏膜的破坏有促进作用,导致 DNA 的甲基化(以及其他基因和分子的变化)和肠上皮化生(Barrett 黏膜)或贲门腺化生。这二者都被认为是食管癌或胃癌的癌前病变。在美国,肥胖、吸烟以及幽门螺杆菌的消除都与食管腺癌的发生有关。

经过归纳总结,食管癌发生的主要危险因素分为以下几类

- 化学因素。亚硝胺类,如亚硝酸盐、亚硝胺等。
- 生物学因素。如黄曲霉毒素、人乳头状瘤病毒等。
- 营养物质的缺乏。微量元素缺乏,如钼、铁、锌等;维生素类缺乏,如维生素 A、维生素 B_2、维生素 C 等。
- 不良饮食习惯。嗜烟酒、喜热食热饮等。
- 遗传易感因素。

8 食管癌的化学致癌因素有哪些?

食管癌与亚硝胺类化合物有密切的相关性。亚硝胺类化合物是一种很强的化学致癌物,可诱发多种动物不同器官的肿瘤,其中甲基苄基亚硝胺(MN-BzA)、N-亚硝基吡咯烷(NPYR)、N-亚硝基哌啶(NPIP)等可特异地诱发动物食管癌和胃癌。

亚硝胺广泛分布于生活环境中,且在真菌的作用下还可以在人体内合成。研究表明,食管癌高发区河南省林州市食用酸菜居民的胃液、尿液中存在有诱发食管癌的甲基苄基亚硝胺、N-亚硝基吡咯烷、N-亚硝基哌啶,并发现食用酸菜量和食管癌发病率成正比。在高发区的粮食和饮水中,硝酸盐、亚硝酸盐和二级胺含量显著增高,且与当地食管肿瘤和食管上皮重度不典型增生的患病率呈正相关,这些物质在胃内易合成亚硝胺。

9 食管癌的生物学致癌因素有哪些?

(1)研究发现,人乳头状瘤病毒(HPV)中的 6 型、16 型及 18 型与食管癌关系较为密切。HPV16 型与食管鳞状细胞癌发生有关,HPV18 型与食管腺癌发生有关。这一研究结果虽未得到公认,但已引起广泛的重视。

人乳头状瘤病毒和人上皮增生性疾病,如疣、湿疣、鳞状上皮乳头状瘤和鳞状上皮细胞癌有关。从 20 世纪 80 年代起,人们开始注意到 HPV 可能与食管癌有关。食管癌和 HPV 的关系是由 Syuanen(1982)提出的,国内外已有不少的报道。

世界各地食管癌组织 HPV 的检出率:根据现有 HPV 检测结果,把各地区归纳为高、中、低感染区。在亚洲,中国(60%)、朝鲜(66.6%)等一些地区是食管癌 HPV 高度感染区;日本(7%~37%)、伊朗(12.8%)及中亚一些地区是中度感染区。在欧洲,食管癌发病率低,HPV 感染率也低,荷兰、瑞典、英国、德国最低。在北美洲,阿拉斯加最高,为 45%,美国本土小于 13.3%。在非洲,南非最高(11.1%~71%)。在大洋洲,澳大利亚的感染率 23%~50%不等。从统计材料可见,有些食管癌高发生率地区 HPV 感染率也很高。

国内食管癌组织 HPV 的检出率:中国有 6 个食管癌高发区,包括林州市、太行山区、苏北地区、大别山区、川北地区、粤闽交界(包括潮汕)地区,另有散在高发点。国内食管癌组织检测 HPV,河南省包括林州市 HPV 阳性率为 16%~66.3%;粤东和闽为 50%;北京、香港地区最低,为 0~8.6%;吉林某地区为 58.8%。从有限的报道可以看出食管癌高发区 HPV 检出率高。汕头地区检测的 HPV 类型以 HPV6 型、11 型、16 型、18 型共用引物阳性率最高(67.92%)。

(2)在食管癌高发区和低发区的对比研究中发现,我国食管癌高发区的发病与真菌性食管炎和真菌对食物的污染有关。高发区粮食中的互隔交链孢霉、串珠镰刀菌、烟曲菌的污染较为普遍。这可能与真菌不仅能将硝酸盐还原成亚硝酸盐,还能分解蛋白质、增加食物中的胺含量、促进亚硝胺的合成有关。

10 食管癌会遗传吗？

遗传流行病学研究表明,遗传因素是食管癌的危险因素,但在食管癌发病中的作用大小仍有争议。在食管癌的高发区,发现有家族聚集现象,且多集中在血统家属间,这提示遗传因素在食管癌的发生中起一定作用。

如国内部分食管癌危险因素的荟萃分析结果表明,有食管癌家族史的个体食管癌患病风险是无家族史的2~3倍。淮安地区食管癌病因研究显示,消化道肿瘤家族史可以增加食管癌的发病风险,这说明遗传因素在食管癌发生中有重要作用。这些因素主要包括与细胞周期和凋亡相关的基因多态性、与代谢酶相关的基因多态性以及这些基因的表达异常。

因此,在食管癌高发区研究生物遗传因素在食管癌发病中的作用,发现影响食管癌发病的遗传特征,寻找食管癌生物遗传易感标志物,用于当地食管癌高危人群的筛检,从而采取有针对性的预防和控制措施,是控制当地食管癌发病、提高居民健康水平的重要措施之一。

当然,有研究表明食管癌家族史与饮食习惯、环境因素等多方面因素均有交互作用,从而增加了机体患食管癌的风险。疾病的发生往往是处在易感时期的个体遗传易感性与环境等因素共同作用的结果。因此,食管癌有关生物学易感基因及其与环境因素的交互作用有待进一步的研究。

同卵双胞胎食管癌发病调查对甄别遗传和环境因素对食管癌发生的影响程度具有独特的价值。但是由于双胞胎食管癌病例难觅,限制了这一领域的进展。

温馨提示

最近的研究提示,同卵双胞胎两个成员均发生食管癌（双发)的患者仅占所有双胞胎食管癌患者的20%左右,进一步证实环境因素对食管癌发生的重大影响。

11 吸烟、饮酒与食管癌的发生有关系吗？

吸烟和饮酒对于欧美等食管癌相对低发的西方国家和地区已是较为肯定的危险因素，而且二者之间还存在较强的协同作用。但国内对饮酒因素对食管癌发生影响的研究显示尚无较明确的结论。

吸烟是食管癌的重要危险因素。每日吸烟数量、吸烟年数均为食管癌的危险因素。香烟的烟雾和焦油中含有多种致癌物质，如苯并芘、多环芳烃、亚硝基化合物、环氧化物等，这些物质能直接作用于细胞蛋白质、核酸等成分，造成细胞损伤，引发癌变。在美国、一些西方国家等食管癌低发区(主要以食管腺癌为主)，90%的食管癌是由吸烟与饮酒引起的。研究证实，在亚洲的部分地区，无烟雾的烟草产品和水烟可能是食管癌发生的危险因素。普遍认为 Barrett 食管为食管腺癌的癌前病变，Cook 等研究显示，吸烟会增加罹患 Barrett 食管的风险，当吸烟暴露情况达到 20 包/年且维持在较高水平时，此种联系会增强。并且吸烟与反酸、胃灼热症状有协同作用，表明吸烟可以通过多种途径导致 Barrett 食管的发生发展。实验结果提示，暴露于吸烟环境影响 DNA 错配修复基因(MMR)产生普通多态性，而 MMR 普通多态性可能是食管癌发生发展的危险因素。

温馨提示

通过长时间地减少吸烟量和饮酒量，食管鳞状细胞癌在美国的发生率已稳步下降。

饮酒对西方人食管癌发生的影响程度较东方人明显。最近，来自日本的研究发现，ALDH2 基因变异与食管癌发生的高风险密切相关。饮酒后，进入体内的乙醇在乙醇脱氢酶和乙醛脱氢酶的作用下被代谢成乙醛和乙酸。一旦 ALDH2 基因变异，将导致乙醛在体内蓄积，而乙醛不仅能够刺激血管扩张导致脸红，同时具有提高致癌风险的作用。有学者对河南省、河北省和山西省 4000 例食管癌患者和 4000 例正常对照人群的 ALDH2 基因变异进行分析，发现这些人群 ALDH2 基因变异频率明显低于日本人。饮酒对我国太行山周围高发区食管癌发生的影响程度较轻，原因就是将乙醛进一步代谢分解成乙酸的 ALDH2 基因变异频率较低。另有一份报道显示，在终止饮酒 15 年后，患食管癌的风险下降 63%。这一现象进一步提示个体化食管癌预防的重要性和科学性。

温馨提示

一项关于饮酒与食管癌关系的荟萃分析显示，饮酒者相对无饮酒者，患食管腺癌的相对危险度（RR 值）为 0.87，且随饮酒量的增加，RR 值也相应增加。

12 **饮食习惯与食管癌的发生有关系吗？**

研究发现，影响食管癌高发的饮食危险因素包括腌制品摄入过多、喜食热食、新鲜水果及蔬菜摄入过少、食物粗糙、高盐饮食、热食、热菜和快食等不良习惯。

国内多项流行病学调查结果均表明，多食盐腌食品是食管癌的重要危险因素之一，其原因可能是由于在肉、鱼的腌晒过程中蛋白质分解生成氨基酸，其中脯氨酸、精氨酸脱羧极易在合适条件下与亚硝基生成 N-亚硝基化合物，其具有强致癌性，可使许多动物产生肿瘤。而盐腌食品除高盐可破坏食管黏膜屏障外，其中的硝酸盐和亚硝酸盐含量过高，可为生成 N-亚硝基化合物提供前体。此外，高盐饮食还可促进亚硝酸胺的吸收，而亚硝酸盐和多环芳烃类物质是强致癌物。腌制品中除含有苯并芘、亚硝胺外，还含有 Roussin 红甲酯，后者可提供 NO_2 与二级胺形成亚硝胺。

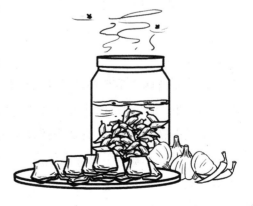

辛辣食物也与食管癌的发生相

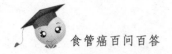
关。对全国食管癌高发区河南省林州市的食管癌发病因素的病例对照研究也表明食用辛辣食品可增加发病的危险性,因此应适量食用。辣椒中含有的辣椒素少量摄入可导致癌细胞凋亡而不损伤正常细胞。但过量食用辛辣食物则会损伤食管黏膜,引起局部上皮细胞增生,促使癌症发生。不良饮食习惯可加重对食管黏膜的物理刺激,造成损伤、发生炎症甚至不典型增生。而弥漫性或局灶性上皮增生可能是食管癌的癌前病变,因此,各种可能引起刺激的饮食因素都应当注意。

13　微量元素摄入不足与食管癌的发生有关系吗?

某种或几种微量元素缺乏或增多可能与食管癌的发生发展相关。国外有学者对加利福尼亚地区 Barrett 食管患者、胃食管反流病患者、正常人之间铁(iron)摄入量对比的研究发现,与对照组相比,Barrett 食管患者的饮食中铁摄取量、血中铁储存量低于人群平均值。此结果不支持当前关于铁储存量、铁摄入量高导致 Barrett 食管,即食管腺癌癌前病变的假设。

锌与食管癌的关系

伊朗学者曾经收集 45 个村 663 份各种土壤、农作物样本检测得出,硒(Se)的含量由食管癌低发区到高发区逐渐增高,而总锌含量却下降。因此他们认为,锌缺乏可能是食管癌的危险因素。

中国学者对 2000—2007 年中国某地区 9 个农村调查研究,根据提取环境样本(水、农作物)中重金属含量区分高暴露区、低暴露区,并抽取 1152 名当地居民血样本检测,分析得出长期暴露于镉、铅的环境会增加食管癌、胃癌、肺癌的致死率。

锌缺乏被认为是与食管癌等其他癌症高发生率有关,补充锌可减少食管肿瘤的发生,这些结论已在大、小鼠实验中证明。而国外有研究发现,过量锌可减轻小鼠患癌的压力,并且认为锌过量主要作用为抑制肿瘤发展。此外,还有研究证明微量元素铜、钙等在体内及土壤中含量的变化与食管癌的发生发展密切相关。

需要指出的是,微量元素摄入不足可能会参与食管癌的发生,但不一定是决定因素。合理的膳食和正常的微量元素水平对于正常人而言就已经足够。

14 营养缺乏与食管癌的发生有关系吗?

膳食营养与食管癌的发生密切相关。研究发现,食管癌高发区居民膳食蛋白质摄入量偏低,且来源不合理,绝大部分来自谷物,动物及豆类蛋白质比例较少。近年来随着膳食结构的改变,生活水平的提高,食管癌的发病率和死亡率也随之下降。此外,还有一些其他营养元素可能与食管癌有关,研究也比较深入。

(1)维生素 B_2。流行病学调查结果及动物学实验结果均显示体内维生素 B_2 不足与多种肿瘤的发生相关,其中关于维生素 B_2 缺乏与食管癌发生相关性的研究较多。

流行病学调查结果显示食管癌的发病率具有明显的地域差异性,对多个食管癌高、低发区进行的流行病学调查显示,食管癌高发区的居民中普遍存在维生素 B_2 摄入不足。对乌兹别克斯坦的食管癌高发区居民进行检测,结果显示当地男性居民中有 86%存在体内维生素 B_2 不足。另一方面,动物学实验也同样证实食管癌的发生与维生素 B_2 相关。我国一些研究者对食管癌高发区进行了维生素 B_2 干预实验,实验结果显示补充维生素 B_2 对降低食管癌发病率具有一定效果。通过检测脱落细胞的方法观察食管癌高发区四川盐亭县居民食管上皮细胞状况,分析结果表明,在食管癌高发区进行维生素 B_2 干预可以降低食管癌发病率。

温馨提示

不合理的饮食习惯或胃肠的吸收功能障碍将引起体内维生素 B_2 含量的不足。人体所必需的维生素 B_2 主要来源于食物,富含维生素 B_2 的食物包括动物内脏、蛋奶类、豆制品以及新鲜的瓜果、蔬菜。

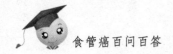

(2)叶酸。叶酸是由蝶啶、对氨基水杨酸及谷氨酸基组成的一种水溶性B族维生素,它是人体所必需的B族维生素,主要存在于蔬菜和水果中。由于人体自身不能合成,故必须从膳食(主要是蔬菜和水果)中获取,若蔬菜和水果摄入不足,则极易造成叶酸的缺乏。

在意大利和瑞典进行的一项研究显示,叶酸在饮食摄取不足的人群患食管鳞状细胞癌的风险升高。一项美国大型前瞻性研究结果显示,饮食中摄入新鲜水果、蔬菜,食管癌的发病率下降。水果、蔬菜的保护作用主要取决于它们所含的维生素C、β-胡萝卜素、矿物质等抗氧化物的多少。应适当摄入肝、鸡蛋、鱼类、绿叶蔬菜和水果,以预防食管癌的发生。

(3)维生素C。维生素C在胃内阻断亚硝酸盐和亚硝胺的合成,从而降低致癌物在人体的含量。此外,它还可以阻滞致癌物在肝脏内的活化,并能代谢体内有毒物质,提高机体免疫力,杀伤癌细胞,具有显著的预防肿瘤发生的作用。我国居民膳食的主要问题是蔬菜、水果的摄入量不足,同时还存在着维生素缺乏的问题。增加膳食中富含维生素C的蔬菜和水果的摄入量有促进叶酸的吸收功能,还可降低患胃癌及其他癌症的风险。

温馨提示

居民适量增加富含维生素C的深绿色蔬菜和水果的摄入量,如韭菜、辣椒、橙、猕猴桃(不仅维生素C含量高,而且含有保护维生素C的生物类黄酮)等。

(4)奶制品。奶制品一直显示有抑癌作用。有资料显示,奶制品的一些成分能有效破坏人体内有致癌危险的自由基,并能迅速和细胞膜结合,使细胞处于防御致癌物质侵入的状态,从而起到防癌作用。牛奶中所含的维生素A、维生素B、维生素D等对肿瘤也都有一定的预防作用。而且牛奶中还含有多种能增强人体抗病能力的免疫球蛋白抗体。另外,酸牛奶中含有一种酶,能有效防止癌症患者因化疗和放疗所引起的不良反应。

15 影响食管癌的社会因素有哪些？

食管癌的发病危险性与社会经济状况有一定的关系，随着居民收入水平的增加，其危险性下降。美国黑人食管癌的发病率之所以高，除了种族因素之外，主要与其社会地位和经济状况有关。另外，还有研究显示医保制度、家庭月收入总额与食管癌发生为负相关，提示为保护性因素。说明拥有完善的医保制度以及家庭月收入增加后生活条件改善、营养水平提高等社会支持因素与食管癌有一定的关联，为保护性因素。这也与食管癌目前高发区为经济相对落后地区有一致性。总之，食管癌的发生一般被认为是典型的"生物-心理-社会医学"因素综合作用产生的疾病，是一个多因素、多步骤的过程，饮食、遗传、环境因素和生活、行为等因素的相互作用在食管癌发生过程中起非常重要的作用。

16 影响食管癌的心理因素有哪些？

近年来的研究发现，负性生活事件（如重大家庭变故）、精神创伤史、经济状况恶化或长期处于焦虑、抑郁状态可增加患食管癌的风险。就食管癌患者而言，食管癌是当前我国发病率较高的恶性肿瘤，其死亡率、致残率均很高，而食管癌患者因为影响正常进食，较容易诱发焦虑、抑郁等不良情绪。因此，很多食管癌患者存在明显的心理障碍，主要表现为抑郁、焦虑、躯体化等。提示食管癌患者心理健康状况较差，存在较严重的情绪障碍，而这些负面情绪直接影响患者的治疗康复效果以及生活质量。

17 如何预防食管癌？

根据上述介绍，我们可以了解食管癌发生的各种相关因素，对这些因素进行相应地处理，就能够达到预防食管癌的目的。

（1）改变不良饮食习惯。致癌性真菌毒素主要存在于霉变的粮食（玉米等）和食物之中，食物霉变过程中也可产生致癌性亚硝胺及其前体物，这些致癌因素可通过食物进入体内。一般粮食的含水量小于13%可达到防霉的要求，一旦发现粮食已经霉变，应采取勤晒、食用时挑拣、多次清洗并加碱处理，可有效减

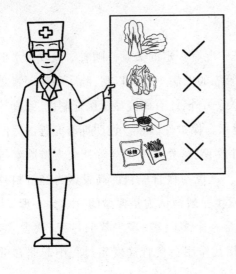

少真菌毒素的摄入。预防上首先要预防粮食和食物发霉，不吃霉变食物。尽可能吃新鲜的食物，少吃贮存太久的，少吃腌制的菜。不吃有真菌和亚硝胺污染的酸缸菜和霉变食物。饮用新鲜水或用漂白粉消毒的水。改变重盐和热烫的饮食习惯。

(2)倡导健康饮食习惯。补充营养、维生素及微量元素。在河南省林州市进行多种维生素和微量元素人群营养干预对照试验研究发现，补充维生素 B_2 和烟酸可降低食管癌发病率的 15%。当居民维生素(A、B_2、C、E 等)和微量元素(铁、铜、锌、硒、钼等)营养水平较低时，可促进食管癌的发生。补充这些微量元素有明显的阻断癌变作用，是重要的保护因素。

温馨提示

养成良好的饮食习惯就是不偏食，饮食品种要多样化，各种营养物质需得到平衡，多吃新鲜粮食、蔬菜和水果。通过这些办法补充维生素(维生素 A、B_2、B_3 等)及微量元素(铁、铜、锌、硒、钼等)，适量增加动物及豆类蛋白，尽量使营养处于平衡状态。

(3)戒烟戒酒。

(4)生活作息规律，保持开朗、乐观、向上的积极心态。

(5)高危地区及高危人群应当注意普查和体检。

高危人群如下。①遗传家族史的易感人群。既往患有食管疾病、有肿瘤家族史和与致癌因素有密切关系者。流行病学研究表明，食管癌高发区存在明显的家族聚集现象，即食管癌患者中有家族史的比例明显增加，其血缘关系越

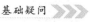

近,患食管癌的相对风险越高。②暴露于致癌物的人群。我国食管癌的主要致癌因素是致癌性亚硝胺和真菌毒素。这些致癌物广泛暴露于高发区居民的生活环境中,与人们的不良饮食、生活习惯有密切的关系。长期居住在高发区、暴露于致癌物的人群以及非高发区长期接触致癌物的人群具有较高的患癌风险,属于食管癌的高危人群,应该定期接受预防性检查。

(6)重视食管癌的早期症状。常见的早期症状包括咽食物时哽噎感;胸骨后有疼痛;咽、喉部有干燥、紧缩感及胸骨后有闷胀感等。大多数患者有一种或同时具有多种症状。这些症状常不恒定,时有时无,有时服药后消失。因此,很多患者没有足够重视,或者当作良性疾病处理,从而贻误了病情。

(7)重视 Barrett 食管。美国研究人员指出,降低食管腺癌发病率的关键措施之一是积极防治胃食管反流病。与普通人相比,Barrett 食管患者罹患食管癌的概率可增加 40 倍。因此,应当重视治疗 Barrett 食管。具体措施包括避免暴饮暴食,在饭后应保持身体直立,而不可久坐、斜躺。在饭后应进行运动,以增强胃肠道的消化功能。胃酸过多的患者应服用药物治疗,如质子泵抑制剂(如奥美拉唑或兰索拉唑)或甲胺呋硫、法莫替丁等抗酸药进行治疗,以降低胃酸的浓度。超重的人应积极减肥,以免诱发或加重胃食管反流病。戒烟。避免进食易引起胃酸反流的咖啡、酒及高脂肪食物等。

18 国际 TNM 分期食管癌的分段定义是什么?

与以往不同,新版食管癌 TNM 标准对食管癌的原发部位以肿块上缘所在的食管位置决定,以上切牙到肿块上缘的距离来表示具体位置。

颈段食管:上接下咽,向下至胸骨切迹平面的胸廓入口,内镜检查距门齿15~20cm。

胸上段食管:上自胸廓入口,下至奇静脉弓下缘水平,内镜检查距门齿 20~25cm。

胸中段食管:上自奇静脉弓下缘,下至下肺静脉水平,内镜检查距门齿 25~30cm。

胸下段食管:上自下肺静脉水平,向下终于胃,内镜检查距门齿 30~40cm。

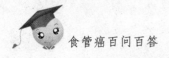

19 第 7 版食管癌 TNM 临床分期是什么?

(1)原发肿瘤(Primary Tumor,T)

Tx:原发肿瘤不能评估

T0:没有原发肿瘤的证据

Tis:重度不典型增生

T1:肿瘤侵犯黏膜固有层、黏膜肌层和黏膜卜层

T1a:肿瘤侵犯黏膜固有层或黏膜肌层

T1b:肿瘤侵犯黏膜下层

T2:肿瘤侵犯食管肌层

T3:肿瘤侵犯食管纤维膜

T4:肿瘤侵犯食管邻近结构

T4a:肿瘤侵犯胸膜、心包或横膈(可手术切除)

T4b:肿瘤侵犯其他邻近结构,如主动脉、椎体或气管等(不能手术切除)

(2)区域淋巴结(Regional Lymph Nodes,N)

Nx:区域淋巴结转移无法确定

N0:无区域淋巴结转移

N1:1~2 个区域淋巴结转移

N2:3~6 个区域淋巴结转移

N3:7 个或 7 个以上区域淋巴结转移

(3)远处转移(Distant Metastasis,M)

M0:无远处转移

M1:有远处转移

(4)肿瘤分化程度(Histologic Grade,G)

Gx:分化程度不能确定(按 G1 分期)

G1:高分化癌

G2:中分化癌

G3:低分化癌

G4:未分化癌(按 G3 分期)

20 第 7 版食管癌 TNM 分期如何？

(1)鳞状细胞癌(包括其他非腺癌类型)

分期	T	N	M	G	部位 *
0	is (HGD)	0	0	1	任意
I A	1	0	0	1,×	任意
II B	1	0	0	2,3	任意
	2,3	0	0	1,×	下段,×
II A	2,3	0	0	1,×	上、中段
	2,3	0	0	2,3	下段,×
II B	2,3	0	0	2,3	上、中段
	1,2	1	0	任意	任意
III A	1,2	2	0	任意	任意
	3	1	0	任意	任意
	4a	0	0	任意	任意
III B	3	2	0	任意	任意
III C	4a	1,2	0	任意	任意
	4b	任意	0	任意	任意
	任意	3	0	任意	任意
IV	任意	任意	1	任意	任意

*,肿瘤部位按肿瘤上缘在食管的位置界定。

(2)腺癌

分期	T	N	M	G
0	is (HGD)	0	0	1
I A	1	0	0	1,2,×
I B	1	0	0	3
I B	2	0	0	1,2,×
II A	2	0	0	3
II B	3	0	0	任意
	1,2	1	0	任意
III A	1,2	2	0	任意
	3	1	0	任意
	4a	0	0	任意
III B	3	2	0	任意
III C	4a	1,2	0	任意
	4b	任意	0	任意
	任意	3	0	任意
IV	任意	任意	1	任意

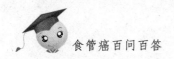

21 食管癌的区域淋巴结名称与编码是什么?

编码	名称	部位描述
1	锁骨上淋巴结	位于胸骨上切迹与锁骨上
2R	右上气管旁淋巴结	位于气管与无名动脉根部交角与肺尖之间
2L	左上气管旁淋巴结	位于主动脉弓顶与肺尖之间
3P	后纵隔淋巴结	位于气管分叉之上,也称上段食管旁淋巴结
4R	右下气管旁淋巴结	位于气管与无名动脉根部交角与奇静脉头端之间
4L	左下气管旁淋巴结	位于主动脉弓顶与隆突之间
5	主肺动脉窗淋巴结	位于主动脉弓下、主动脉旁及动脉导管侧面
6	前纵隔淋巴结	位于升主动脉和无名动脉前方
7	隆突下淋巴结	位于气管分叉的根部
8M	中段食管旁淋巴结	位于气管隆嵴至下肺静脉根部之间
8L	下段食管旁淋巴结	位于下肺静脉根部与食管胃交界之间
9	下肺韧带淋巴结	位于下肺韧带内
10R	右气管支气管淋巴结	位于奇静脉头端与右上叶支气管起始部之间
10L	左气管支气管淋巴结	位于隆突与左上叶支气管起始部之间
15	膈肌淋巴结	位于膈肌膨隆面与膈脚之间(膈上)
16	贲门周围淋巴结	位于胃食管交界周围的淋巴结(膈下)
17	胃左淋巴结	位于胃左动脉走行区
18	肝总淋巴结	位于肝总动脉走行区
19	脾淋巴结	位于脾动脉走行区
20	腹腔淋巴结	位于腹腔动脉周围

注:11,肺叶间淋巴结;12,肺叶淋巴结;13,肺段淋巴结;14,肺次段淋巴结不属于食管癌引流淋巴结,本表未列出。

诊断疑问

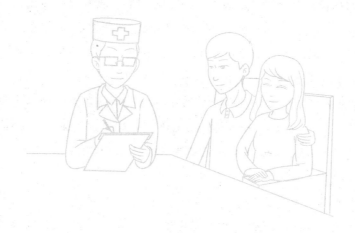

22 食管癌的临床表现有哪些？

食管癌的临床表现比较典型,主要是进食不畅。具体到不同的病期,表现也不尽相同。下面分别予以介绍。

(1)早期表现。在发病初期并无特异性的临床症状或无任何症状。据调查,3%~8%的病例可无任何感觉。有的患者可能有一些非特异性的症状,如胸骨后不适、消化不良或一过性的吞咽不畅,或者可以表现为定期的或周期性的食管梗阻症状(这是由肿瘤引起食管的局部痉挛引起的)。这些症状多为间断发生,易被忽视。约90%的早期食管癌患者有上述症状。据报道,经确诊的早期食管癌患者的最主要症状是吞咽食物时感到疼痛。随着病情进展,会出现进食异物感。异物感的部位多与食管病变相一致。咽下食物后,食物下行缓慢,并有停滞感。发生部位以食管上、中段较多,开始往往轻微,逐渐加重,并伴有其他症状。随着病情的进一步发展,相继出现咽下食物出现哽噎感甚至疼痛等症状。

食管癌的一些特殊表现也应当引起注意

● 咽下痛:咽下痛可能表现为胸骨后灼痛、钝痛,特别在摄入过热或酸性食物后更为明显,片刻后自行缓解。初始阶段症状较轻微且只是间断出现,每次持续时间可能很短,用药物治疗可能缓解。以后症状加重,反复发作,持续时间延长。

● 咽喉部干燥与紧缩感。

● 上腹部疼痛表现为持续性隐痛或烧灼样刺痛,多在进食时出现,饭后减弱或消失,需要与溃疡性疾病相鉴别。

(2)中期表现。随着病情的进展,患者的临床表现会进一步加重且更加明显。目前我国患者就诊时多出现中期表现。

● 进食哽噎感:进食哽噎感是此期食管癌最突出的症状,并且贯穿在整个疾病的过程中,持续时间相当长。开始时偶发,尚可进食普通饮食。首先在进硬食时出现,而后渐频繁,需小口慢咽,或需水送;日久呈现持续进行性,仅能吃半流质食物,严重者可滴水不入。值得注意的是,吞咽困难不是食管癌必有的症状,约有10%的患者无此症状。进展至晚期以后出现进行性吞咽困难,甚至滴水难入。

● 胸骨后和剑突下疼痛：情况类似于早期症状，但是较前者为重。吞咽食物时有胸骨后或肩胛区疼痛。其中胸骨后闷胀不适、疼痛，疼痛可呈烧灼样、针刺样或牵拉摩擦样。

● 呕吐：常在吞咽困难加重时出现，特别是在梗阻严重时。起初每日噎住时吐，以后每逢进食就吐，严重时不进食也吐，一般在睡眠时减轻或停止。呕吐物多是下咽不能通过之物，主要为潴留在食管狭窄部位上方的黏液和食物，较少情况可混有血液。

(3)晚期表现

● 进行性吞咽困难：是进展期食管癌的主要症状，也是患者最常见的主诉。许多患者自觉吞咽困难时，便下意识地改变原有的饮食习惯，在吃硬食时将其仔细反复咀嚼后再吞咽；有时在吃饭同时饮水或喝汤后，再将所吃的食物比较顺利地吞入到胃内；有的患者则改吃流质或半流质食物。即使患者改变饮食习惯，进食困难仍然会持续进展。

● 疼痛：晚期疼痛与早期出现的疼痛不同，大多程度较重且持久，性质为灼痛或刺痛，常在进食时加重。表现为持续性的胸背部疼痛。肿瘤造成食管梗阻后，梗阻部位以上食管痉挛，可导致患者多有胸痛或一过性的胸背部疼痛。有的患者则表现为一过性的胸骨后疼痛，且疼痛可向背部或颈部放射。这种疼痛症状比持续性的胸骨后不适或者上腹部疼痛更有临床意义，多反映癌肿在食管壁的侵袭已经达到相当严重的程度。一旦肿瘤侵及肋间神经、腹膜后神经，患者的胸背部疼痛往往呈持续性与较为剧烈的疼痛，有时难以忍受，影响患者的休息和睡眠。

● 声音嘶哑和呛咳：当癌细胞侵及或压迫喉返神经时，可发生声带麻痹，患者出现声音嘶哑甚至失音，多见于癌肿累及左侧喉返神经或肿大的转移性淋巴结压迫喉返神经。患者进食时常因误吸而有呛咳，可引起吸入性肺炎。

● 体重减轻：体重减轻是食管癌患者的常见症状，据对大宗食管癌病例的分析，约40%的患者有体重减轻，主要与吞咽困难、呕吐及疼痛有关，也与肿瘤本身引起的消耗有关。如患者有明显的消瘦与全身营养不良，多提示肿瘤已至

晚期,也是恶病质的临床表现之一。

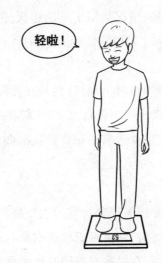

轻啦!

●出血或呕血:一部分食管癌患者有呕吐,个别食管癌患者因肿瘤侵袭大血管可有呕血,偶有大出血。呕血一般为食管癌晚期患者的临床症状。

●锁骨上淋巴结转移:以食管上段癌为多见。该处淋巴结为食管上段癌的第1站淋巴结,所以多见。食管中、下段癌主要转移到周围淋巴结。上行淋巴引流转移到锁骨上淋巴结也并不少见,以左侧锁骨上淋巴结转移多见。肿大淋巴结压迫气管,可出现咳嗽及呼吸困难。

●远处转移:肝转移可出现肝大、黄疸、腹水、肝功能衰竭、呼吸困难、昏迷等并发症。骨转移可表现为局部持续性疼痛,夜晚明显。肺转移可出现胸闷、咳嗽、胸痛等症状。脑转移可出现头晕、头痛、呕吐、感觉障碍、肢体活动降低等症状。肿瘤压迫和侵犯气管、支气管可引起气急和刺激性干咳;侵犯膈神经可引起膈肌麻痹;侵犯迷走神经使心率加速;侵犯臂丛神经可引起臂酸、疼痛、感觉异常;压迫上腔静脉可引起上腔静脉压迫综合征;压迫交感神经节则产生交感神经麻痹综合征(Horner综合征)。

●恶病质:晚期患者由于咽下困难与日俱增,造成长期饥饿导致负氮平衡和体重减轻,对食管癌切除术后并发症的发生率和手术死亡率有直接影响。因其经口进食发生困难,都有不同程度的脱水和体液总量减少。患者出现恶病质和明显失水,表现为高度消瘦、无力、皮肤松弛而干燥,呈衰竭状态,多为患者临终前表现。

23 出现进食不畅就一定是食管癌吗?

出现进食不畅不一定是食管癌,一些食管良性疾病也可能会引起进食不畅、疼痛等不适。需要在医院进行相应的检查,与食管癌相鉴别。主要的食管良性病变包括以下几种。

(1)食管静脉曲张。患者常有门静脉高压的其他体征,X 线检查可见食管下段黏膜皱襞增粗、迂曲或呈串珠样充盈缺损。严重的静脉曲张在透视下可见食管蠕动减弱,钡剂通过缓慢。但管壁仍柔软,伸缩性也存在,无局部狭窄或阻塞,食管镜检查可进一步鉴别。

(2)贲门失弛缓症。也称贲门痉挛。由于迷走神经与食管壁内神经丛退行性病变,或对胃泌素过分敏感,引起食管蠕动减弱与食管下段括约肌失弛缓,使食物不能正常通过贲门。X 线检查可见食管下段呈光滑鸟嘴状或漏斗状狭窄,边缘光滑,吸入亚硝酸异戊酯后贲门渐扩张,可使钡剂顺利通过。内镜活组织检查无癌肿证据可资鉴别。

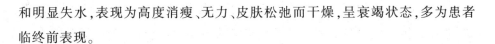

贲门失弛缓症

一般病程较长,患者多见于年轻女性,症状时轻时重,咽下困难,多呈间隙性发作,常伴有胸骨后疼痛及反流现象,用解痉药常能使症状缓解,反流物内常不含血性黏液。一般无进行性消瘦(但失弛缓症的晚期、梗阻严重时,患者可有消瘦)。

(3)食管结核。比较少见,一般为继发性,如为增殖性病变或形成结核瘤,则可导致不同程度的阻塞感、吞咽困难或疼痛。病程进展慢,青壮年患者较多,平均发病年龄小于食管癌。常有结核病史,结核菌毒(OT)试验阳性,有结核中毒症状,内镜活检有助于鉴别。最后有赖于食管细胞学或食管镜检查而确诊。

(4)食管炎。食管裂孔疝并发反流性食管炎,有类似早期食管癌的刺痛

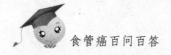

或灼痛,X 线检查黏膜纹理粗乱, 食管下段管腔轻度狭窄, 有钡剂潴留现象,部分病例可见黏膜龛影。对不易确定的病例,应进行食管细胞学或食管镜检查。

(5)食管憩室。可以发生在食管的任何部位,较常见的为牵引性憩室。初期多无症状,以后可表现不同程度的吞咽困难及反流,于饮水时可闻"含漱"声响,有胸闷或胸骨后灼痛、胃灼热或进食后异物感等症状。因食物长期积存于憩室内可有明显口臭,有时因体位变动或夜间睡眠发生憩室液误吸、呛咳。X线多轴位透视或气钡双对比检查可显示憩室。

(6)食管良性狭窄。多有吞酸、碱化学灼伤史,X 线检查可见食管狭窄,黏膜皱襞消失,管壁僵硬,狭窄与正常食管段逐渐过渡。临床上要警惕在长期炎症基础上发生癌变的可能。

(7)食管平滑肌瘤。食管平滑肌瘤为食管常见的良性肿瘤,它占食管良性肿瘤的 52%~80%。发病年龄为 12~70 岁,半数在 21~40 岁,男女比为 9:1。食管平滑肌瘤可发生在食管的任何部位,但多见于下段食管,其次中段,上段较少。一般病程较长,进展慢,症状轻。典型病例吞咽困难症状轻,进展慢,X 线和食管镜检查可见表面黏膜光滑的隆起肿物,圆形或"生姜"样壁性充盈缺损,表面黏膜展平呈"涂抹"征,但无溃疡。局部管腔扩张正常,内

温馨提示

除非肿瘤小无症状或身体条件差、年迈以及患者拒绝手术外,食管平滑肌瘤应手术切除。

镜可见隆起于正常黏膜下的圆形肿物,在食管蠕动时可见在黏膜下"滑动"现象。有时与生长在一侧壁、主要向黏膜下扩展的表面黏膜改变轻微的食管癌不易区别,但后者在内镜下见不到"滑动"。

(8)食管息肉。又称食管息肉瘤,在食管良性肿瘤中居第 2 位。此肿瘤大部分发生在颈部,环咽肌附近居多。息肉发生在黏膜下层,向食管腔内突出生长,形成一带蒂息肉状肿物,瘤体大者可达 25cm,瘤蒂长短不一。食管息肉可恶变,因此要早切除。食管息肉、瘤小、蒂细者可行内镜下切除。估计内镜下无法

切除者,可行手术切除。

(9)食管间质瘤。大体所见有两种形态,一种为息肉型,另一种为浸润型。息肉型在食管腔内可见结节状或息肉样肿物,肿物周界清楚、隆起、外翻。中央有溃疡,溃疡面高低不平,肿物也向腔外突出。X线表现:息肉型在食管腔明显扩张,腔内有巨大肿块时,呈多数大小不等的息肉样充盈缺损,黏膜破坏中有龛影,钡流不畅,管腔受压移位。管腔外常见软组织肿块影,很像纵隔肿瘤,但食管造影时可见该肿块与食管壁相连而确诊。浸润型的X线表现与食管癌相似。

(10)食管囊肿。食管囊肿不多见,但在食管良性肿瘤中发病率处于第3位,占食管良性肿瘤的2.9%。一般囊肿不大,在1~3cm之间,多在食管下段,呈半透明状。食管X线检查为圆形充盈缺损,表面光滑,食管黏膜皱襞消失;若为多个小囊肿,黏膜迂曲中断。一般囊肿较大者可行手术治疗。

食管囊肿类型

从结构上讲,食管囊肿分先天性囊肿(上皮囊肿、肠源性囊肿等)及后天性囊肿(寄生虫囊肿、炎性囊肿)。

(11)食管外压改变。是指食管邻近器官的异常所致的压迫和吞咽障碍。某些疾病如肺癌纵隔淋巴结转移、纵隔肿瘤、纵隔淋巴结炎症等可压迫食管造成部分或严重管腔狭窄,产生严重吞咽困难症状,有时可误诊为食管癌。食管钡餐造影常可排除食管本身疾病。

(12)食管周围器官病变。如纵隔肿瘤、主动脉瘤、甲状腺肿、心脏增大等。除纵隔肿瘤侵入食管外,X线钡餐检查可显示食管有光滑的压迹,黏膜正常。

24 怀疑有食管癌应当做哪些检查?

最好的办法是到当地的正规大医院由医生来做出专业的判断和选择。常见的检查手段有以下几种。

（1）胃镜。胃镜检查是目前诊断食管、胃和十二指肠疾病最可靠的方法，能够获得准确的病理学诊断，并得到病理类型。对于吞咽不畅或有异物感的患者应尽早行胃镜检查，以便发现早期食管癌或癌前病变。

（2）超声内镜。超声内镜（EUS）能清楚显示食管壁各层结构及壁外组织器官，是诊断食管癌 T、N 分期较准确的影像技术，对诊断食管癌、制订治疗方案、评估预后具有重要意义。将内镜与超声技术融合为一体的 EUS 作为一种新型检查技术，可通过内镜直接观察消化道黏膜表面病变形态，并通过活检孔进行活检和细胞学检查，又可对病变进行超声扫描，以获得管道层次的组织学特征及周围邻近脏器的超声图像，从而提高了内镜与超声双重诊断水平。

温馨提示

超声内镜可清晰地显示食管壁的 5 层结构及壁外情况，可确定病变位于第几层，是壁本身病变还是壁外压迫，还可根据其内部回声性质对病灶进行诊断，同时还能在超声内镜引导下做细针抽吸活检（FNA），得到病理结果，使诊断更可靠。因此对于食管癌等食管隆起病变，超声内镜具有其特殊的技术优势，是普通胃镜所不及的。

（3）钡餐造影。在患者吞钡时，从不同角度观察食管于不同充盈状态下所显示的轮廓、黏膜皱襞形态以及蠕动、柔软度等。吞服少量钡剂时，可显示黏膜皱襞形态；大口吞服钡剂时，可充盈食管，显示管腔轮廓形态，观察扩张情况。检查中，一般采用后前立位，左、右前斜位，必要时增加卧位。为了更好地对比，还可以采用食管双对比造影的方法。

（4）CT 检查。食管的 CT 检查是食管钡餐造影的重要补充。与胃肠相比，较早用于临床。一般用平扫，层厚及层距视病变范围决定。为确定有无淋巴结肿大，可做增强扫描。

CT 检查注意事项

- 禁食:食管、胃、十二指肠 CT 检查在早晨进行,应禁早餐。食管 CT 检查一般无须禁食准备。
- 口服造影剂:为使食管管腔显影,并使管壁充分伸展、扩张,在 CT 检查前应服造影剂或水。一般服用 2%~3% 泛影葡胺 100~200mL,并含足量造影剂于口中,在 CT 扫描的同时咽下。
- 体位:一般采取仰卧位。
- 静脉注射造影剂:主要采用团注法,静脉快速注入 100~150mL 泛影葡胺或非离子型碘造影剂。注射后立即扫描,观察病变增强方式,以及有无异常血管显影等。对淋巴结肿大的诊断,增强扫描是不可缺少的。

(5)MRI 检查。食管 MRI 检查常需应用心电图门控,获取脂肪抑制 T1WI,由于食管 MRI 成像时间较长,容易受呼吸及患者运动的影响,通常图像质量不佳,其检查价值有限。

(6)PET-CT。PET 全称为正电子发射计算机断层显像,是反映病变的基因、分子、代谢及功能状态的显像设备。它是利用正电子核素标记葡萄糖等人体代谢物作为显像剂,通过病灶对显像剂的摄取来反映其代谢变化,从而为临床提供疾病的生物代谢信息,是当今生命科学、医学影像技术发展的新里程碑。

CT 全称为电子计算机 X 射线断层扫描技术,它是利用 X 射线对人体进行体层检查。

PET-CT 是 PET 和 CT 有机地结合在一起,使用同一个检查床、合用一个图像工作站,PET-CT 同时具有 PET、

温馨提示

PET 能一次进行全身断层显像,这也是其他显像设备所无法实现的。除了发现原发部位病变,还可以发现全身各部位软组织器官及骨骼有无转移病变,对肿瘤的分期非常有帮助,并提供准确的穿刺或组织活检的部位,协助临床医生制订最佳的治疗方案。此外,还能够对肿瘤各种治疗的疗效进行评估并进行预后判断,指导进一步的治疗。

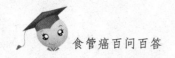
CT及将PET图像与CT图像融合等功能。

肿瘤组织的重要特点之一就是生长迅速、代谢旺盛,特别是葡萄糖酵解速率增高。因此,代谢显像是早期诊断恶性肿瘤的最灵敏方法之一。如发现肺部单发结节,PET显示代谢明显活跃,则提示为恶性病变。若无代谢增高表现,提示良性病变可能性大,手术的选择就要慎重。

25 食管癌患者手术前的检查都有什么?

实验室检查

- 血常规、尿常规、便常规
- 肝肾功能、电解质、血糖、血型、凝血功能、血气分析、感染性疾病筛查(乙型肝炎、丙型肝炎、艾滋病、梅毒等)
- 痰培养+药敏试验

身体功能检查

- 心电图
- 肺功能
- 胸片正侧位
- 超声心动图
- 血管超声

肿瘤学检查

- 内镜检查+活检
- 超声内镜
- 胸片正侧位
- 胸部CT(平扫+增强扫描)
- 超声:颈部淋巴结+上腹
- 上消化道造影
- PET-CT、全身骨扫描、头部磁共振等

以上的各项检查并非必需,需要根据患者的年龄、疾病分期、既往病史等情况进行酌情地删减或增加。

26 住院后抽血、留尿、留痰、留大便,都是干什么用的?

(1)血常规。血常规是最基本的血液检验,检验的是血液的细胞部分。血液

有 3 种不同功能的细胞——红细胞、白细胞、血小板，通过观察数量变化及形态分布，判断疾病，是医生诊断病情的常用辅助检查手段之一，如判断身体是否有感染、是否贫血、是否有血液疾病的可能性。

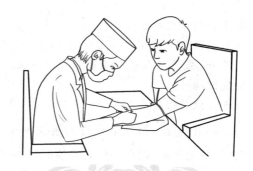

（2）尿常规。尿常规对于某些全身性病变有很重要的参考价值，如糖尿病、血液病、肝胆疾病等的诊断。同时尿液的化验检查还可以反映一些疾病的治疗效果及预后，通过此项检查可以判断相应的病症。

温馨提示

对于食管癌患者而言，需要更加注意的是尿糖和酮体。前者可以提示对于糖尿病的控制情况，后者能够提示糖尿病和营养状况。

尿常规检查的注意事项

- 检查前一天晚上 9 点以后不要进食，可喝水，检查当天早上起床后不吃东西也不喝水，便于检查准确。
- 最好留取早上第 1 次尿标本送检。尿中的有形成分要比白天稀释的尿液为多，可获得较多信息，如蛋白、细胞和管型等。而且比较容易发现尿液的异常，也可避免饮食、饮水、运动等因素对尿检的影响。
- 留取中段尿的方法是在留尿时，先排掉前一段尿，留取中间的一段，最后一段也不留取，以避免尿道口炎症、白带等物污染尿液，影响检查结果。

（3）便常规。便常规检验可以了解消化道有无细菌、病毒及寄生虫感染，及早发现胃肠炎、肝病，还可作为消化道肿瘤的诊断筛查。便常规化验包括检验粪便中有无红细胞和白细胞、细菌敏感试验、潜血试验(OB)以及查虫卵等。便常规检查对于判断人体健康状况是必要的检查项目。对食管癌患者而言，便中血色黑暗或呈柏油状为远血，多属食管、胃及十二指肠出血。

便常规检查的注意事项

- 粪便肉眼检测前禁止服用止泻药或润肠排便药，以免影响检查结果。

- 应在排便后尽早送检。
- 尽量避免可能引起误差的药物,如阿司匹林、皮质类固醇、非类固醇抗炎药等;粪便隐血检测患者应素食3天,并禁服铁剂及维生素C,否则易出现假阳性。
- 女性做粪便检查也最好避开经期,以免血丝混入。

(4)肝功能。肝功能检查是通过各种生化试验方法检测与肝脏功能代谢有关的各项指标,以反映肝脏功能的基本状况。肝功能检查项目通常包括肝脏的蛋白质代谢功能、胆红素和胆汁酸代谢功能、酶学指标、脂质代谢功能、肝脏排泄和解毒功能的检测。

肝功能检查的注意事项

- 肝功能检查前不能进食,不能喝水,必须保持空腹,空腹时间一般为8~12小时。
- 肝功能检查前一晚不可饮酒,不能吃辛辣食物,不能吃油腻食物,必须以清淡为主。
- 肝功能检查前一晚不可熬夜,不能服药,否则可能导致转氨酶升高,肝功能检查异常。

肝功能检查多项内容测定值与饮食有一定关系,如饮酒易使某些血清酶值升高,进食油腻食物后可使血脂增高等。肝功能对于食管癌手术的影响很大,比如清蛋白、胆碱酯酶等能够反映患者的营养水平,术后亦能够对治疗起到指导作用。在整个围术期,患者会大量使用各种药物,包括麻醉药物、消炎药、止血药、抑酸药、营养制剂等,这些药物都需要经过肝脏代谢,所以肝功能检查是十分重要的。

(5)肾功能。肾功能检查是研究肾脏功能的实验方法。代表肾脏的最重要的功能包括:①肾小球滤过功能;②肾小管重吸收、酸化等功能。肾血流量及内分泌功能目前临床应用较少。肾功能检查是判断肾脏疾病严重程度和预测预后、确定疗效、调整某些药物剂量的重要

温馨提示

肾脏有强大的贮备能力,早期肾脏病变往往没有或极少有症状和体征。有部分患者在手术后会出现肾衰竭,甚至需要透析治疗。

依据。

对食管癌患者而言,在治疗期间使用的大量药物经过肝脏的代谢之后,需要经过肾脏排出体外。因此,强大的肾脏功能是必不可少的。

(6)血糖。空腹血糖(FBG)是诊断糖代谢紊乱的最常用和最重要的指标。以空腹血浆葡萄糖检测较为方便且结果也最为可靠。FBG易受肝脏功能、内分泌激素、神经因素和抗凝剂等多种因素的影响。血糖检测是目前诊断糖尿病的主要依据,也是判断糖尿病病情和控制程度的主要指标。

糖化血红蛋白(GHb)是在红细胞生存期间 HbA 与己糖(主要是葡萄糖)缓慢、连续的非酶促反应的产物。由于糖化过程非常缓慢,一旦生成不再解离,而且不受血糖暂时性升高的影响。因此,糖化血红蛋白对高血糖,特别是血糖和尿糖波动较大时有特殊诊断价值。也可反映患者较长时间内的血糖控制水平,可作为糖尿病长期控制的良好观察指标。

温馨提示

对于食管癌患者而言,因为行食管癌切除术后,尚有消化道的重建过程。所以食管癌患者体内、体外都有伤口,而糖尿病对于伤口的愈合是极为不利的,如果发生内部伤口愈合不良,则容易形成吻合口瘘,这是食管癌围术期死亡的主要外科原因。

(7)电解质。电解质检测是对血液中一群离子水平检测的统称,包括血清钾离子、钠离子、氯离子等。电解质是维持细胞内外平衡的重要物质。

● 血清钾测定:98%的钾离子分布于细胞内液,是细胞内的主要阳离子,少量存在于细胞外液,血钾实际反映了细胞外液钾离子的浓度变化。但由于细胞内液、外液之间钾离子互相交换以保持动态平衡,因此血清钾在一定程度上也可间接反映细胞内液钾的变化。

● 血清钠测定:钠是细胞外液的主要阳离子,44%存在于细胞外液,9%存在于细胞内液,47%存在于骨骼中。血清钠多以氯化钠的形式存在,其主要功能在于保持细胞外液容量、维持渗透压及酸碱平衡,并具有维持肌肉、神经正

常应激性的作用。

● 血清氯测定:氯是细胞外液的主要阴离子,但在细胞内外均有分布。

此外,尚有血清钙、血清磷等离子的检测。对于食管癌患者,前三者的意义更为重要。尤其在手术后无法进食水的阶段,应当随时监测电解质水平并给予补充,否则有可能发生严重的不良后果,包括水肿、乏力等情况,严重者甚至可能发生心搏骤停。

(8)血型。血型是人体血液的一种遗传性状,各种血液成分包括红细胞、白细胞、血小板及某些血浆蛋白在个体之间均具有抗原成分的差异,受独立的遗传基因控制。由若干个相互关联的抗原抗体组成的血型体系称为血型系统。20世纪初发现红细胞ABO血型系统以来,血型的概念仅指红细胞表面抗原的差异。随着对血型研究的进展,白细胞、血小板和血清中血型抗原的发现,血型已被认为是指各种血液成分的遗传多态性标记。截至1983年,已报道的人类红细胞血型有20多个系统,最重要的是ABO血型系统,其次是Rh血型系统。

● ABO血型系统:ABO血型抗体能在生理盐水中与相应红细胞抗原结合而发生凝集反应。只有被检者红细胞上的抗原鉴定和血清中的抗体鉴定所得结果完全相符时才能肯定其血型类别。

ABO血型系统在输血上的意义

输血在临床上的应用颇为广泛,如严重失血或某些手术时,输血常是治疗和抢救的重要措施。每个人都具有ABO血型系统中的某种抗原或某种天然抗体,故输血前必须准确鉴定供血者与受血者的血型,选择同型人的血液,并经交叉配血试验,证明完全相配合时才能输血。如输入异型血,可迅速引起严重的溶血反应,甚至危及生命,为此必须坚持同型输血。

● Rh 血型系统：我国 Rh 阴性者甚为少见，据血型调查资料表明，汉族人中 Rh 阴性率<1%，所以 Rh 阴性的血型又被称作熊猫血。

Rh 血型系统所致的溶血性输血反应

Rh 系统一般不存在天然抗体，故在第 1 次输血时，往往不会发现 Rh 血型不合。Rh 阴性的受血者接受了 Rh 阳性血液输入后便可产生免疫性抗 Rh 抗体，如再次输入 Rh 阳性血液时，即出现溶血性输血反应。

(9)凝血功能。出凝血系统和纤溶系统的检测很重要，它涉及患者术后的凝血功能和术后恢复情况。血栓与止血的检测主要用于临床有出血倾向、出血病患者以及血栓前状态、血栓病患者的临床诊断、鉴别诊断、疗效观察和预后判断等，也用于抗血栓和溶血栓药物治疗的监测等。主要的指标包括以下几个方面。

● 血管壁检测：包括出血时间、毛细血管脆性试验等。出血时间(BT)即将皮肤刺破后，让血液自然流出到血液自然停止所需的时间。

● 凝血因子检测：凝血因子是构成凝血机制的基础，它们参与二期止血过程，目前多数是测定凝血因子促凝活性和凝血因子抗原含量，临床上更多用的是测定凝血因子促凝活性的水平，包括活化的部分凝血活酶时间测定、凝血时间、血浆凝血酶原时间测定等。此外，还可进行血浆纤维蛋白原测定等检测。

● 抗凝系统检测：抗凝系统检测包括临床上常用的病理性抗凝物质检测和生理性抗凝因子检测两部分，后者也是凝血系统的调节因子，包括血浆凝血酶时间、APTT 交叉试验等。

● 纤溶活性检测：纤维蛋白溶酶(纤溶酶)可将已形成的血凝块加以溶解，产生纤维蛋白(原)的降解产物，从而反映纤溶活性。纤溶活性增强可致出血，纤溶活性减低可致血栓。其中比较重要的是 D-二聚体定性试验。D-二聚

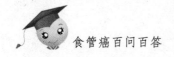

体(D-D)是交联纤维蛋白降解产物之一,为继发性纤溶特有的代谢物。D-D阴性是排除深静脉血栓(DVT)和肺血栓栓塞(PE)的重要试验,阳性也是诊断弥散性血管内凝血(DIC)和观察溶血栓治疗的有用试验。凡有血块形成的出血,本试验均可阳性,故其特异性低,敏感度高;但在陈旧性血块时,本试验又呈阴性。

此外,尚有血浆组织型纤溶酶原激活剂测定、血浆纤溶酶原激活抑制物–1活性测定、血浆纤溶酶–抗纤溶酶复合物测定、血浆D-二聚体定量测定等。

● 血小板检测:血小板以其数量(血小板计数、血小板平均容积和血小板分布宽度)和功能(黏附、聚集、释放、促凝和血块收缩等)参与初期止血过程。

(10)感染性疾病筛查。对各种感染性疾病进行筛查,可有效地避免医源性的感染及交叉感染,是非常必要和重要的群体预防手段。

● 梅毒螺旋体抗体测定:梅毒螺旋体侵入人体后,在血清中除可出现特异性抗体外,还可出现非特异性抗体(反应素)。

● 病毒性肝炎检测:病毒性肝炎主要有7型,即甲型(HA)、乙型(HB)、丙型(HC)、丁型(HD)、戊型(HE)、庚型(HG)、输血传播病毒肝炎,它们分别由肝炎病毒甲型(HAV)、乙型(HBV)、丙型(HCV)、丁型(HDV)和戊型(HEV)、庚型(HGV)、输血传播病毒(TTV)所引起。其中最重要的是乙型肝炎病毒标志物检测。传统乙型肝炎病毒标志物检测常为五项联合检测,俗称乙肝二对半检测,包括HBsAg、抗-HBs、HBeAg、抗-HBe、抗-HBc。

乙肝二对半检测的临床意义

- HBsAg阳性见于急性乙肝的潜伏期,发病时达高峰;如果发病后3个月不转阴,则易发展成慢性乙型肝炎或肝硬化。携带者HBsAg也呈阳性。HBsAg是HBV的外壳蛋白,不含DNA,故HBsAg本身不具有传染性,但因其常与HBV同时存在,常被用来作为传染性标志之一。
- 抗-HBs是种保护性抗体,抗-HBs阳性提示机体对乙肝病毒有一定程度的免疫力。抗-HBs一般在发病后3~6个月才出现,可持续多年。注射过乙型肝炎疫苗或抗-HBs免疫球蛋白者,抗-HBs可呈现阳性反应。
- HBeAg阳性表明乙型肝炎处于活动期,并有较强的传染性。HBeAg持续阳性,表明肝细胞损害较重,且可转为慢性乙型肝炎或肝硬化。

- 抗-HBe：乙肝急性期即出现抗-HBe阳性者，易进展为慢性乙型肝炎；慢性活动性肝炎出现抗-HBe阳性者可进展为肝硬化；抗-HBe阳性表示大部分乙肝病毒被消除，复制减少，传染性减低，但并非无传染性。
- 抗-HBc是HBcAg的抗体，在HBsAg携带者中多为阳性，在HBsAg阴性者中仍有6%的阳性率。此外，抗-HBc检测也可用作乙型肝炎疫苗和血液制品的安全性鉴定和献血员的筛选。抗-HBc IgG对机体无保护作用，其阳性可持续数十年甚至终身。

此外，还有乙型肝炎病毒表面抗原蛋白前S1抗原测定及乙型肝炎病毒DNA测定。

乙型肝炎病毒表面抗原蛋白前S1抗原位于病毒颗粒的表面，是乙肝病毒识别肝细胞表面特异性受体的主要成分，是乙肝病毒复制和活动的标志物。

乙型肝炎病毒DNA测定：HBV-DNA阳性是诊断乙型肝炎的佐证，表明HBV复制及有传染性。也用于监测应用HBsAg疫苗后垂直传播的阻断效果，若HBV-DNA阳性表明疫苗阻断效果不佳。

● 获得性免疫缺陷症(AIDS)：是由人类免疫缺陷病毒(HIV)通过结合细胞表面的CD4蛋白受体进入易感细胞引起部分免疫系统被破坏，进而导致严重的机会感染和继发性癌变。

温馨提示

梅毒等可以先进行抗感染治疗后再进行手术。有些患者，比如艾滋病，手术可能引起免疫功能下降，诱发疾病加重，术前诊断后可以有效避免患者病情恶化。

对食管癌患者进行这些传染性疾病的手术前检测，有助于主管医生全面了解患者情况，综合分析并制订全面治疗计划。

(11)血液气体分析。血液气体和酸碱平衡正常是体液内环境稳定、机体赖以健康生存的一个重要方面。血中有生理效应的气体是氧(O_2)和二氧化碳(CO_2)，CO_2不仅与O_2有关，而且与酸碱平衡有关。血液气体分析可以了解O_2的供应及酸碱平衡状况，是抢救危重患者和术中监护的重要指标之一。血液气体分析(血气分析)的标本有采自于动脉和静脉血两种，但临床上常用

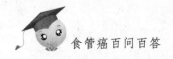
动脉血。

血液气体分析指标

有动脉血氧分压、肺泡气–动脉血氧分压差、动脉血氧饱和度、动脉血氧含量、动脉血二氧化碳分压、pH 值、标准碳酸氢盐、实际碳酸氢盐、缓冲碱、剩余碱、血浆二氧化碳含量、阴离子间隙等。

(12)痰培养+药敏试验。痰液是肺泡、支气管和气管所产生的分泌物。正常人痰液很少,只有当呼吸道黏膜和肺泡受刺激时,分泌物增多,可有痰液咳出,痰液中有时易混入唾液和鼻腔分泌物。在病理情况下痰中可出现细菌、肿瘤细胞及血细胞等,因此通过痰液检测可协助某些呼吸道疾病的诊断。

标本采集

- 留痰前应先漱口,然后用力咳出气管深部痰液。
- 做 24 小时痰量和分层检查时,应嘱患者将痰吐在无色广口瓶内,加少许防腐剂(苯酚)防腐。
- 做细胞学检测时,每次咳痰 5~6 口,定量约 5mL,或收集上午 9~10 时的新鲜痰液送检。
- 对无痰或痰少患者,可给予化痰药物,应用超声雾化吸入法,使痰液稀释,易于咳出。
- 昏迷患者可于清理口腔后,用负压吸引法吸取痰液。
- 痰液收集困难时,可用消毒棉拭刺激喉部引起咳嗽反射,用棉拭刮取标本。
- 若采用纤维支气管镜检查,可直接从病灶处采集标本,质量最佳。

细菌学检测

- 涂片检查:革兰染色可用来检测细菌和真菌;抗酸染色用于检测结核杆菌感染;荧光染色用于检测真菌和支原体等。
- 细菌培养:根据所患疾病有目的地进行细菌、真菌和支原体的培养。痰细菌培养应争取在应用抗生素之前进行。
- 临床应用:主要是对肺部感染性疾病的病原学诊断。如咳出黄色或黄绿色脓痰,提示为呼吸道化脓性感染;痰有恶臭提示为厌氧菌感染。取痰液涂片革兰染色,可大致识别为何种细菌感染,如能严格取材进行细菌培养,则可鉴定菌种,通过药物敏感试验,指导临床用药。

27 肿瘤标志物是什么？

肿瘤标志物(tumor marker)是由肿瘤细胞本身合成、释放或是机体对肿瘤细胞反应而产生或升高的一类物质。肿瘤标志物存在于血液、细胞、组织或体液中，反映肿瘤的存在和生长，通过化学、免疫学以及基因组学等方法测定肿瘤标志物，对肿瘤的诊断、疗效和复发的监测、预后的判断具有一定的价值。肿瘤标志物主要包括蛋白质类、糖类和酶类肿瘤标志物。

对于食管癌而言，主要的肿瘤标志物有以下几种。

(1)癌胚抗原。癌胚抗原(CEA)是一种富含多糖的蛋白复合物，出生后含量极低。CEA 是一种广谱性肿瘤标志物，可在多种肿瘤中表达，脏器特异性低，临床上主要用于辅助恶性肿瘤的诊断、判断预后、监测疗效和肿瘤复发等。动态观察，一般病情好转时，CEA 浓度下降，病情加重时可升高。

(2)组织多肽抗原。组织多肽抗原(TPA)是存在于大部分肿瘤组织细胞膜和细胞质中的一种单链多肽，在恶性肿瘤患者血清中的检出率高达 70%以上，但它的增高与肿瘤发生部位和组织类型无相关性。血液内 TPA 水平与细胞分裂增殖程度密切相关，恶性肿瘤细胞分裂、增殖越活跃，血清中 TPA 水平越高，临床上常用于迅速增殖的恶性肿瘤的辅助诊断，特别是已知肿瘤的疗效监测。恶性肿瘤患者血清 TPA 水平可显著升高。经治疗好转后，TPA 水平降低；若TPA 再次升高，提示肿瘤复发。

温馨提示

同一种肿瘤可含多种标志物，而一种标志物可出现于多种肿瘤。选择特异标志物或最佳组合有利于提高肿瘤诊断的阳性率。动态检测有利于良性和恶性肿瘤的鉴别，也有利于复发、转移和预后判断。

(3)鳞状细胞癌抗原。鳞状细胞癌抗原(SCC)是肿瘤相关抗原 TA-4 的亚型，是一种糖蛋白。血清中 SCC 水平升高，可见于 30% Ⅰ 期食道癌、89%的Ⅲ期

食管癌。临床上也常用于监测食管癌等的治疗效果、复发、转移或评价预后。

(4)癌抗原72-4。癌抗原72-4(CA72-4)是一种肿瘤相关糖蛋白,它是胃肠道和卵巢肿瘤的标志物。

28 心电图是什么?

心电图(ECG)是利用心电图机从体表记录心脏每一心动周期所产生电活动变化的曲线图形。

心脏的特殊传导系统由窦房结、结间束(分为前、中、后结间束)、房间束(起自前结间束,称 Bachmann 束)、房室交界区(房室结、希氏束)、束支(分为左、右束支,左束支又分为前分支和后分支)以及浦肯野纤维构成。心脏的传导系统与每一心动周期顺序出现的心电变化密切相关。

正常心电活动始于窦房结,兴奋心房的同时经结间束传导至房室结(激动传导在此处延迟 0.05~0.07 秒),然后循希氏束→左、右束支→浦肯野纤维顺序传导,最后兴奋心室。这种先后有序的电激动的传播,引起一系列电位改变,形成了心电图上的相应波段。

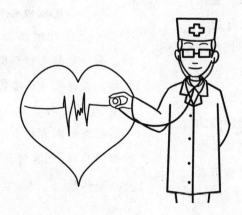

心电图主要反映心脏激动的电学活动,因此对各种心律失常和传导障碍的诊断分析具有肯定价值,到目前为止尚没有任何其他方法能替代心电图在这方面的作用。特征性的心电图改变和演变是诊断心肌梗死可靠而实用的方法。房室肥大、心肌受损和心肌缺血、药物和电解质紊乱都可引起一定的心电图变化。心脏电生理检查时，常需要与体表心电图进行同步描记，帮助判断电生理现象和辅助诊断。对于瓣膜活动、心音变化、心肌功能状态等，心电图不能提供直接判断，但作为心动周期的时相标记，又是其他检查的重要辅助手段。

温馨提示

除了循环系统疾病之外，心电图已广泛应用于各种危重患者的抢救、手术麻醉、用药观察、航天、登山运动的心电监测等。

29 动态心电图是什么？

动态心电图(AECG)是指连续记录 24 小时或更长时间的心电图。该项检查首先由美国学者 Holter 于 20 世纪 60 年代初期应用于临床，故又称之为 Holter 监测。动态心电图可提供受检者 24 小时的动态心电活动信息，已成为临床上广泛使用的无创性心血管病诊断手段之一。

动态心电图可以获得受检者日常生活状态下连续 24 小时甚至更长时间的心电图资料，因此常可检测到常规心电图检查不易发现的一过性异常心电图改变。还可以结合分析受检者的生活日志，了解患者的症状、活动状态及服用药物等与心电图变化之间的关系。

动态心电图临床应用范围

- 心悸、气促、头昏、晕厥、胸痛等症状性质的判断。
- 心律失常的定性和定量诊断。
- 心肌缺血的诊断和评价，尤其是发现无症状心肌缺血的重要手段。
- 心肌缺血及心律失常药物疗效的评价。
- 心脏病患者预后的评价，通过观察复杂心律失常等指标，判断心肌梗死后患者及其他心脏病患者的预后。
- 选择安装起搏器的适应证，评定起搏器的功能，检测与起搏器有关的心律失常。

30 肺功能检查是什么？

肺功能对于开胸手术的术前评估尤为重要，因为开胸手术大多需要经历

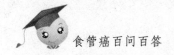

一个肺萎陷然后再膨胀的过程,势必会造成部分的肺功能损伤,因此对肺功能的要求较其他手术要高很多。对肺功能的检查主要包括通气功能检查、换气功能检查、小气道功能检查等。对于特殊的患者还可以采用放射性核素检查的方法。

(1)通气功能检查

● 肺容积:肺通气功能检查是呼吸功能检查中最基本的检查项目。这项检查包括肺泡的含气量、气流在气道中的流速及其影响。肺容积指在安静情况下,测定一次呼吸所出现的容积变化,不受时间限制,具有静态解剖学意义。

肺活量(VC)是指尽力吸气后缓慢而又完全呼出的最大气量,是肺功能检查中简单易行而又最有价值的参数之一。肺活量减低提示有限制性通气功能障碍,亦可提示有严重的阻塞性通气功能障碍。临床上常见于胸廓畸形、广泛胸膜增厚、大量胸腔积液、气胸、肺不张、弥漫性肺间质纤维化、大量腹腔积液、腹腔巨大肿瘤等,以及重症肌无力、膈肌麻痹、传染性多发性神经根炎和严重的慢性阻塞性肺疾病及支气管哮喘等疾病。

● 通气功能:通气功能又称为动态肺容积,是指单位时间内随呼吸运动进出肺的气量和流速。

最大通气量(MVV)是指在1分钟内以最大的呼吸幅度和最快的呼吸频率呼吸所得的通气量。可用来评估肺组织弹性、气道阻力、胸廓弹性和呼吸肌的力量,是临床上常用作通气功能障碍、通气功能储备能力考核的指标。MVV降低:无论是阻塞性或限制性通气障碍均可使之降低。临床常见于阻塞性肺气肿、呼吸肌功能障碍、弥漫性肺间质疾病和大面积肺实变等。

用力肺活量(FVC)是指深吸气至肺总量位后,以最大力量、最快的速度所能呼出的全部气量。第1秒用力呼气量(FEV1)是指最大吸气至肺总量位后,开始呼出第1秒钟内的呼出气量。正常人3秒内可将肺活量全部呼出,第1、2、3秒所呼出气量各占FVC的百分比正常分别为83%、96%、99%。FEV1既是容积测定,亦为1秒钟内的平均呼气流量测定,临床应用非常广泛,并常以FEV1和FEV1/FVC%表示(简称1秒率),是测定呼吸道有无阻力的重要指标。阻塞性通气障碍患者,如慢性阻塞性肺疾病、支气管哮喘急性发作的患者,由于气

温馨提示

此外,作为通气储量能力考核指标,常以通气储量百分比表示,计算公式为通气储量百分比= $\dfrac{\text{每分钟最大通气量}-\text{静息每分钟通气量}}{\text{每分钟最大通气量}} \times 100\%$。通气储量百分比被认为是胸部手术术前判断肺功能状况、预计肺并发症发生风险的预测指标以及职业病劳动能力鉴定的指标。正常值大于95%,低于86%提示通气储量不足,气急阈为60%~70%。

道阻塞,呼气延长,其 FEV1 和 FEV1/FVC% 均降低;但在可逆性气道阻塞中,如支气管哮喘,在应用支气管扩张剂后,其值亦可较前改善。限制性通气障碍时,如弥漫性肺间质疾病、胸廓畸形等患者可正常,甚至可达100%,因为此时虽呼出气流不受限制,但肺弹性及胸廓顺应性降低,呼气运动迅速减弱停止,使肺活量的绝大部分在极短时间迅速呼出。

(2)换气功能检查。外呼吸进入肺泡的氧通过肺泡毛细血管进入血循环,而血中的二氧化碳通过弥散排到肺泡,这个过程称为换气,也称为内呼吸。肺有效的气体交换与通气量、血流量、吸入气体的分布和通气/血流比值以及气体的弥散有密切关系。

● 气体分布:即使是健康人,肺内气体分布也存在区域性差异,导致气体分布的不均一性。其原因与气道阻力、顺应性和胸膜腔内压的不一致有关。吸入气体分布不均匀主要是由于不均匀的气流阻力和顺应性。临床上支气管痉挛、受压可出现不均匀的气流阻力;间质性肺炎、肺纤维化、肺气肿、肺瘀血、肺水肿等可降低肺顺应性。

● 通气/血流(V/Q)比值:在静息状态下,健康成人每分钟肺泡通气量

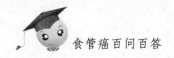

(VA)约4L,血流量(Q)约5L,V/Q比值为0.8。但是肺内不同肺间区的V/Q比值存在很大差异,其原因是V/Q比值受重力、体位和肺容积的影响,其中重力和体位的影响最大。V/Q比值失调是肺部疾病产生缺氧的主要原因。临床上见于肺实质、肺血管疾病,如肺炎、肺不张、呼吸窘迫综合征、肺栓塞和肺水肿等。

● 肺泡弥散功能：肺泡弥散是肺泡内气体中和肺泡壁毛细血管中的氧和二氧化碳,通过肺泡壁毛细血管膜进行气体交换的过程。以弥散量(DL)作为判定指标。肺泡弥散量是指肺泡膜两侧气体分压差为1mmHg（1mmHg=0.133kPa）的条件下,气体在单位时间(1分钟)所能通过的气体量(mL)。影响肺泡毛细血管弥散的因素有弥散面积、弥散距离(厚度)、肺泡与毛细血管的氧分压差、气体分子量、气体在介质中的溶解度、肺泡毛细血管血流以及气体与血红蛋白的结合力。

(3)小气道功能检查。小气道功能为区域性肺功能的一种。小气道是指吸气状态下内径≤2mm的细支气管(相当于第6级支气管分支以下),包括全部细支气管和终末细支气管,是许多慢性阻塞性肺疾病早期容易受累的部位。由于呼吸道阻力与气管的横截面积成反比,而小气道的总横截面积比直径大于2mm的气道的总横截面积大得多(达100cm²以上),因此小气道阻力仅占气道总阻力的20%以下,因此,当它发生病变时,临床上可无任何症状和体征,其异常变化亦不易被常规肺功能检查方法检出。

● 闭合容积(CV):闭合容积原称闭合气量,是指平静呼气至残气位时,肺下垂部小气道开始闭合时所能继续呼出的气体量;而小气道开始闭合时肺内留存的气体量则称为闭合总量(CC),CC=CV+RV。

● 最大呼气流量-容积曲线(MEFV):最大呼气流量-容积曲线为受试者在

做最大用力呼气过程中,将呼出的气体容积与相应的呼气流量所记录的曲线,或称流量–容积曲线(V-V 曲线)。

● 频率依赖性肺顺应性:肺顺应性是指单位压力改变时所引起的容积变化,用以反映肺组织的弹性,通常包括肺顺应性、胸壁顺应性和总顺应性。肺顺应性分为静态肺顺应性(Cstat)和动态肺顺应性(Cdyn)两种。

31 胃镜检查的注意事项有哪些?

我国食管癌患者相当多见,胃镜是最佳检查方法。上消化道内镜检查包括食管、胃、十二指肠的检查,是应用最早、进展最快的内镜检查,通常亦称胃镜检查。

(1)适应证。适应证比较广泛,一般来说,一切食管、胃、十二指肠疾病诊断不明者均可进行此项检查。

胃镜检查的主要适应证

- 吞咽困难、胸骨后疼痛、烧灼、上腹部疼痛、不适、饱胀、食欲下降等上消化道症状原因不明者。
- 不明原因的上消化道出血。急性上消化道出血,早期检查不仅可获病因诊断,尚可同时进行镜下止血。
- X 线钡餐检查不能确诊或不能解释的上消化道病变,特别是黏膜病变和疑有肿瘤者。

(2)禁忌证。随着器械的改良和技术的进步,禁忌证较过去明显减少。

胃镜检查的主要禁忌证

- 严重心肺疾患,如严重心律失常、心力衰竭、心肌梗死急性期、严重呼吸衰竭及支气管哮喘发作期等。轻症心肺功能不全不属禁忌,必要时酌情在监护条件下进行,以策安全。
- 休克、昏迷等危重状态。
- 神志不清、精神失常、不能合作者。
- 食管、胃、十二指肠穿孔急性期。
- 严重咽喉疾患、腐蚀性食管炎和胃炎、巨大食管憩室、主动脉瘤及严重颈胸段脊柱畸形者。
- 急性传染性肝炎或胃肠道传染病一般暂缓检查;慢性乙、丙型肝炎或病原携带者、AIDS 患者应具备特殊的消毒措施。

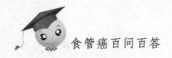

(3)检查前准备

● 检查前禁食 8 小时。有胃排空延缓者,须禁食更长时间;有幽门梗阻者,应洗胃后再检查。

● 阅读胃镜申请单,简要询问病史,做必要体检,了解检查的指征,是否有危险性及禁忌证。做好解释工作,消除患者恐惧心理,以取得患者的合作。

● 麻醉:检查前 5~10 分钟吞服含 1%丁卡因胃镜胶(10mL)或 2%利多卡因喷雾咽部 2~3 次,前者兼具麻醉及润滑作用,目前应用较多。

● 镇静剂:一般无需使用镇静剂。过分紧张者可用地西泮 5~10mg 肌内注射或静脉注射。做镜下治疗时,为减少胃蠕动,可术前 10 分钟用山莨菪碱 10mg 或阿托品 0.5mg。

● 口服去泡剂:可用二甲硅油去除十二指肠黏膜表面泡沫,使视野更加清晰。此项不作为必需要求。

(4)检查方法及要点

● 患者取左侧卧位,双腿屈曲,头垫低枕,使颈部松弛,松开领口及腰带,取下义齿。

● 口边置弯盘,嘱患者咬紧牙垫,铺上消毒巾或毛巾。

● 医生左手持胃镜操纵部,右手持胃镜先端约 20cm 处,直视下将胃镜经咬口插入口腔,缓缓沿舌背、咽后壁插入食管。嘱患者深呼吸,配合吞咽动作可减少恶心,有助于插管。注意动作轻柔,避免暴力。

● 对病变部位可摄像、染色、局部放大、活检、刷取细胞涂片及抽取胃液检查助诊。

● 被检查者 2 小时后进温凉流质或半流质饮食。

32 什么是超声内镜检查?

超声内镜(EUS)自 1980 年首次应用于临床以来,经过 20 多年的发展,随着技术的进步,EUS 检查已成为消化道肿瘤的重要影像学诊断方法。癌肿对食道壁的浸润深度和淋巴结转移的范围是影响食道癌患者预后的主要因素。将内镜与超声技术融合为一体的 EUS 作为一种新型检查技术,可通过内镜直接观察消化道黏膜表面病变形态，并通过活检孔进行活检和细胞学检查，又可对病变进行超声扫描，以获得管道层次的组织学特征及周围邻近脏器的超声图像，从而提高了内镜与超声双重诊断水平。

目前超声内镜已成为内镜领域重要的前沿技术，其临床应用范围越来越广。在诊断方面包括：①食管、胃肠道黏膜下隆起性病变的检查，以确定病变的来源及范围；②食管、胃肠道良恶性溃疡的诊断和鉴别诊断，良性溃疡愈合情况的判定，恶性溃疡有无局部浸润，周围有无淋巴结的肿大以及 TNM 分期；③对于以上检查中发现的病变可借助超声波的引导，直接对病变组织进行穿刺，获得活组织后进行病理检测，所得结果的诊断阳性率大大提高。

在治疗方面，超声内镜下，对超声内镜已经发现的病变进行治疗，是超声内镜检查治疗术中一项突出的技术手段。超声内镜可判断病变侵犯层次，从而评估在内镜下切除的可行性。对一些浅表的消化道病变可在内镜下行套扎、电切等治疗，而减少以往大手术探查造成的损伤。包括内镜黏膜下切除术（EMR）、内镜黏膜下剥离术（ESD）、内镜超声引导下注射术、内镜超声引导下细针穿刺活检（EUS-FNA）、胃肠穿孔的内镜下缝合治疗等。这些新技术具有创伤小、风险小、并发症少、术后恢复快等特点，尤其适合老年、多系统病变或无外科手术条件的患者，正逐步取代传统的手术。

但超声内镜也存在一定的局限性。对腹腔淋巴结的探知率并不十分理想。如何鉴别炎性肿大淋巴结与转移淋巴结也是提高 EUS 诊断 N 分期的难点。

综上所述，EUS 对食管癌术前 T、N 分期诊断准确率较高，相对于 X 线、

温馨提示

EUS 不仅能评价淋巴结的大小，而且能提供淋巴结的形状、边界、回声密度及特征，尤其是 EUS 对食道壁各层次的观察，是 X 线、CT、电子胃镜等检查无法做到的。

CT、普通胃镜等检查在 T、N 分期上有其优越性,其中对 T3 期食管癌和纵隔淋巴结诊断价值尤其高。但是如何准确鉴别转移淋巴结和炎性肿大淋巴结及正确诊断腹部淋巴结转移仍是提高 EUS 诊断率的重点和难点。

33 食管钡餐造影是什么?

X 线钡餐是食管癌的主要检查方法。食管钡餐造影是食管癌诊断中应用最早、最普遍的影像学检查方法。食管钡餐造影也是国内外公认的食管癌放疗后近期疗效评价最简单和直观的手段,而且 X 线钡餐造影检查方法比较简便、较为经济,患者比较容易接受。

钡餐造影即消化道钡剂造影,是指用硫酸钡作为造影剂,在 X 线照射下显示消化道有无病变的一种检查方法。钡餐造影是用口服的途径摄入造影剂,可对整个消化道,尤其是上消化道进行更清晰的放射性检查。用于消化道检查的钡餐是药用硫酸钡(即硫酸钡的悬浊液),因为它不溶于水和脂质,所以不会被胃肠道黏膜吸收,因此对人基本无毒性。

X 线造影检查时,由于人体各种器官、组织的密度和厚度不同,所以显示出黑白的自然层次对比。但在人体的某些部位,尤其是腹部,因为内部好几种器官、组织的密度大体相似,必须导入对人体无害的造影剂(如医用硫酸钡,其密度大,能阻挡 X 射线的通过),人为地提高显示对比度,才能达到理想的检查效果。这种检查方法临床上叫作 X 线钡餐造影检查。

X 线钡餐造影检查的注意事项

- 检查前一天起禁服含有金属的药物(如钙片等)。
- 检查时最好穿没有纽扣的内衣。
- 临床怀疑或者确诊有肠梗阻时,严禁使用硫酸钡造影。
- 检查前一天开始以半流质饮食为主,晚 10 点以后不宜进食。
- 检查完毕后可能会排出白色粪便,属正常情况,检查完毕后应大量饮水,以便尽快排出钡餐。
- 大部分检查过程中,会口服产气粉,可能略有饱胀感。

钡餐检查时患者一般无痛苦及其他并发症, 容易接受。患者先口服 3~5g

产气粉,使胃充分扩张后站上检查台,按照医生要求,做出相应的身体动作并吞下大口的医用纯硫酸钡混悬液,合计总量大约一个纸杯。当X线透过人体时,利用显示器间接观察被钡剂充盈的胃的形态、大小、位置及蠕动情况等,并进行摄像,结合临床表现做出综合判断。患者需要配合医生做出立正、左转、右转等动作。机器可能会旋转、平躺,需要患者做出翻身、侧卧等动作,以便于全方位了解病变情况。

在良好的造影片上,能充分显示食管的全貌及病变所在。由于钡剂能够对病变的轮廓勾画得较为清楚和完整,因此对病变范围、大小及类型的判断极有价值,特别对早期食管癌管壁的扩张功能状况及黏膜皱襞的显示方面尤为突出。食管钡餐造影可见病变处黏膜皱襞增粗、迂曲、中断、破坏,管腔狭窄,充盈缺损等征象,是估计食管癌手术切除率较为简便的方法,主要是根据病变长度、溃疡大小、软组织肿块大小以及外压周围器官程度情况等做出判断。

(1)髓质型食管癌病变范围较长,病变与正常食管分界欠清晰,呈移行性。

(2)蕈伞型表现为菜花状或蘑菇状充盈缺损,阻塞食管腔,引起食管上段管腔轻至中度扩张,病变边缘锐利。

(3)溃疡型表现为大小不等的长形龛影,钡剂通过梗阻较轻,病变易侵犯邻近组织,有时出现食管-支气管瘘。

(4)缩窄型表现为管腔呈环形或对称性狭窄,病变范围小,病变上方管腔高度扩张,病变下端呈漏斗形,此型和蕈伞型食管癌气管、支气管基本不受累及。

但是由于早期食管癌病变部分仅局限在患者的黏膜层,所以该类较小的肿瘤病灶使用X线钡餐造影检查就比较容易出现漏诊或误诊。经对比,X线钡餐造影检查只能较好地对食管内部情况进行观察,对于中、晚期食管癌的诊断比较理想,对于较小肿瘤以及肿瘤向周围组织的侵犯情况则不能观察到。

34 CT 对食管癌的诊断意义是什么？

CT 即电子计算机断层扫描,它是利用精确准直的 X 线束、γ 射线、超声波等,与敏感度极高的探测器一同围绕人体的某一部位做一个接一个的断面扫描,具有扫描时间快、图像清晰等特点,可用于多种疾病的检查。

CT 的工作程序

它根据人体不同组织对 X 线的吸收与透过率的不同,应用敏感度极高的仪器对人体进行测量,然后将测量所获取的数据输入电子计算机,电子计算机对数据进行处理后,就可摄下人体被检查部位的断面或立体的图像,发现体内任何部位的细小病变。

扫描方式分为平扫、造影增强扫描(CE)和造影扫描。

(1)平扫。是指不用造影增强或造影的普通扫描,一般都是先做平扫。

(2)造影增强扫描。用高压注射器经静脉注入水溶性有机碘剂,如 60%~76%泛影葡胺 60mL 后再行扫描的方法。血内碘浓度增高后,器官与病变内碘的浓度可产生差别,形成密度差,可能使病变显影更为清楚。方法分主要有团注法和静滴法。

(3)造影扫描。是先做器官或结构的造影,然后再行扫描的方法。

对食管肿瘤而言,CT 可准确地评估肿块大小、范围、侵犯程度,尤其对中、晚期食管癌帮助较大。CT 侧重于断层观察,对食管的管径增粗、管壁的增厚判断准确,对食管癌侵犯范围显示良好,弥补了食管钡餐造影的不足。

通常认为,食管壁厚度小于 0.3cm,大于 0.5cm 者认定为管壁增厚。食管壁不规则增厚是肿瘤外侵的重要表现。通常认为,CT 片上正常食管壁的厚度不应大于 0.3cm,Moss 等认为如食管壁厚度达到 0.5cm,肿瘤可侵及食管壁肌层。研究结果表明食管壁厚度与肿瘤向外侵犯之间关系密切,当食管壁厚度≤1cm时,癌肿多局限于壁内浸润;食管壁厚 2cm 时,外侵率为 50%;食管壁厚 3cm

时,外侵率为72%;食管壁厚>3cm时,外侵率高达100%。有研究表明，当食管壁厚度≤1cm时，属易切除型;壁厚>1cm时，属切除较难型;癌肿侵犯主动脉、气管、心包时,属姑息切除或探查型。

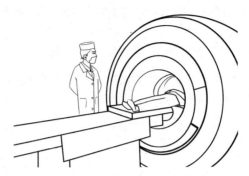

正常食管平扫时CT值为20~30HU,增强后强化均匀,强化值(增强后CT值与平扫CT值相减)为10~20HU,静脉期黏膜明显强化。食管癌肿平扫CT值为20~45HU,增强后不同类型表现有所不同,多为动脉期明显强化,且不均匀,动脉期强化后CT值为40~110HU；其中局限肿块状病变动脉期强化度较低,多为40~70HU;弥漫浸润病变动脉期强化明显,可达70~110HU;静脉期CT值为60~110HU,其中肿块型70~110HU较动脉期明显强化;浸润型较动脉期有所降低,为70~90HU;食管黏膜强化线变形。

CT扫描对评估纵隔淋巴结转移,多以淋巴结大小来判断,但对于淋巴结横径小于1cm淋巴结者,尤其是奇食窝或是膈肌脚后出现淋巴结,即使直径小于1cm,其转移的并不少见。有研究提示要结合淋巴结数目、淋巴结形态、淋巴结强化方式,综合分析判断,对于大小在正常范围内的淋巴结但多发细小、强化明显且中心有坏死的淋巴结,应考虑转移,术中应积极清除。

CT具有较高的密度分辨率,加之扫描时行食管低张并口服造影剂,在良好的对比下能够清晰显示食管断面的形态、肿瘤腔外侵犯及其与邻近结构的关系、食管壁的厚度、有无淋巴结转移等,从而有利于肿瘤分期,对指导临床拟定治疗方案具有重要意义。

食管钡餐造影可全面直观地显示病变,对病变长度估算较准确,能清楚地显示黏膜情况、管腔狭窄程度、管壁蠕动功能等,但对肿瘤组织在食管壁内侵犯情况、周围脏器及淋巴结有无转移等不能明确。CT检查能较准确地判断癌肿的管壁内浸润及对周围脏器的侵犯情况,对指导分期、手术方案的选择及预后价值较大。X线食管钡餐造影和CT检查在食管癌影像学诊断中各有优势,

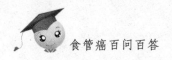

二者结合对食管癌可切除性的评价更有价值。

35 PET-CT 检查是什么？其对食管癌有哪些价值？

PET-CT 即正电子发射计算机断层扫描。它将 PET 与 CT 完美融为一体，由 PET 提供病灶详尽的功能与代谢等分子信息，而 CT 提供病灶的精确解剖定位，一次显像可获得全身各方位的断层图像，具有灵敏、准确、特异及定位精确等特点，可一目了然地了解全身整体状况，达到早期发现病灶和诊断疾病的目的。PET-CT 的出现是医学影像学的又一次革命，受到了医学界的公认和广泛关注，堪称"现代医学高科技之冠"。临床主要应用于肿瘤、脑和心脏等领域重大疾病的早期发现和诊断。

对于食管癌而言，PET-CT 能对肿瘤进行早期诊断和鉴别诊断，鉴别肿瘤有无复发，对肿瘤进行分期和再分期，寻找肿瘤原发和转移灶，指导和确定肿瘤的治疗方案、评价疗效。在肿瘤患者中，经 PET-CT 检查，有相当数量的患者因明确诊断而改变了治疗方案；PET-CT 能准确评价疗效，及时调整治疗方案，避免无效治疗。总体上大大节省医疗费用，争取了宝贵的治疗时间。此外，PET-CT 也能进行很好的疗效评估，手术、放疗、化疗等

温馨提示

PET-CT 使用同一个检查床和同一个图像处理工作站，将 PET 图像和 CT 图像融合，可以同时反映病灶的病理生理变化和形态结构，明显提高诊断的准确性。

某种治疗后，通过 PET-CT 检查可以确定肿瘤是否有变化、癌细胞的活跃性是否降低、全身其他部位还有没有扩展，可以判断出之前的治疗效果。

（1）在食管癌原发灶诊断中的价值。癌细胞对 FDG 的摄取比正常组织高，PET-CT 对绝大多数食管癌能做出明确诊断，且标准摄取值（SUV）不受病理学影响。对食管癌原发灶的敏感性、特异性和准确性分别达 76%~92%、81%~100% 和 80%~100%。另一方面，准确确定原发灶位置和病变长度对于选择治

疗方式、判断预后都有重要意义。

(2)对区域淋巴结转移的价值。区域淋巴结转移状态直接影响到食管癌的临床分期、治疗方案的制订及预后评估,其转移个数、位置、大小都是重要的预后因子,一般来说,转移较少者比广泛者预后好,生存期随着直径的增大而下降。PET-CT可以克服CT准确性低、超声内镜探测范围有限的缺点,对于诊断淋巴结转移有独特优势。

(3)诊断远处转移的价值。食管癌远处转移包括远处淋巴结转移和器官转移,PET-CT凭借其全身显像功能发挥出其他影像手段无可比拟的优势,能检出5%漏诊的远处转移灶。

(4)对治疗计划的影响。PET-CT凭借对肿瘤原发灶和转移灶的高度敏感性、特异性和准确性,改变了约1/3的患者由常规方法确定的临床TNM分期,修正了14%的治疗方案,也使不同靶区勾画者之间的差异性明显减小,因而对食管癌整体治疗计划产生了重要影响。一些原本可行根治性治疗的患者,因PET-CT发现了其他手段无法发现的远处转移灶而改为姑息治疗,从而避免了因治疗过度所致的不良反应,在尽量延长生存期的基础上提高了生存质量;另一方面,由于PET-CT排除了远处转移,使患者有机会接受积极的干预措施,在提高生存质量的基础上明显延长了生存期。

但是PET-CT仍然存在一定的局限性。假阳性和假阴性是影响PET-CT诊断效果的重要因素。假阳性的原因主要是食管癌伴随周围淋巴结炎性改变,PET-CT显像上表现为高代谢,因而误诊为转移淋巴结。假阴

温馨提示

PET-CT凭借其全身功能显像的独特优势,通过影响食管癌的TNM分期而全面影响其临床分期、计划制订,并能实现其他影像手段无法完成的疗效预测、预后评估,全面影响食管癌诊治的各环节。

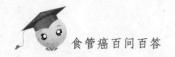
性主要由于部分转移淋巴结直径小于 0.5cm，受 PET-CT 空间分辨率的限制，加上小淋巴结细胞数量较少，摄取葡萄糖的能力较弱，因而在 PET-CT 显像表现为低摄取或无摄取。但总的来说，PET-CT 仍然是目前诊断食管癌淋巴结转移最有价值的方法之一。

36 食管癌患者术前为什么要做超声心动图?

超声心动图是应用超声波回声探查心脏和大血管以获取有关信息的一组无创性检查方法。1954 年首次应用超声诊断心脏病。临床常用的有 3 种:M 型、二维和多普勒超声心动图。正在研究已开始初步用于临床的有实时三维超声心动图、各种负荷超声心动图(包括运动和药物诱发)、经食道超声心动图、声学造影及组织多普勒等。

超声心动图分为经胸廓超声心动图和经食管超声心动图。经胸廓超声心动图常被认为是检查肺栓塞的首要技术。目前,临床上多采用 2~4MHz 超声探头,置于体表胸骨左缘、心尖、剑突下及胸骨上窝探测检查。由于它可在床旁检查且可获得多个切面的影像, 临床较为常用。超声心动图诊断急性肺栓塞(APE)的作用主要基于两个方面:直接检出右心、肺动脉主干及左右肺动脉分支内的血栓,间接评估右心功能和血流动力学改变。一旦获得直接征象,结合临床即可明确诊断。右心室负荷过重的间接征象在 APE 患者中更为常见,如发现右心室扩张、右心室运动功能减退、室间隔异位及三尖瓣反流等,即可高度提示 PE。直接和间接征象诊断 PE 的敏感性和特异性分别为 60%~70% 和 90%左右。此外,还有一些可作为诊断 PE 的特征性征象,如 McConnell 征(心尖部相比右心室游离壁运动减弱)。在心脏急危重症患者中,超声心动图具有一定的辅助鉴别诊断价值。因为 PE 临床表现缺乏特异性,APE 与部分表现为突发性胸痛、呼吸困难和循环衰竭的心脏急危重症患者临床症状相似,二者不易区分,诊断困难,而超声技术正好可以解决这个难题。在确诊 PE 之前,通过经胸廓超声心动图可迅速排除心肌梗死、主动脉夹层动脉瘤和心包填塞。较急性心肌梗死患者心电图 ST 段改变及血浆心肌标志物升高改变,超声心动图显示的左心室壁节段性运动失调出现得更早,临床价值也更大。

温馨提示

食管癌患者因为疾病的原因,处于高凝状态,容易发生血栓形成。当血栓脱落后,能够引起各种栓塞性疾病。比如肺栓塞、心肌梗死、脑梗死等,其中以肺栓塞(PE)尤为可怕,经常引起患者的猝死。超声心动图常被认为是检查肺栓塞的首要技术。

25%的 PE 患者会出现右心室功能失代偿,而右心衰竭与 PE 的致死率又密切相关,所以应用超声心动图评估 PE 患者右心室负荷,不仅对 PE 患者的危险分层至关重要,还有利于指导进一步治疗。

37 食管癌患者术前为什么要做下肢血管超声?

血管内超声(IVUS)是无创性的超声技术和有创性的导管技术相结合的一种使用末端连接有超声探针的特殊导管进行的医学成像技术。

温馨提示

下肢静脉血栓是指血液在深静脉腔内不正常凝结,阻塞静脉腔导致静脉回流障碍。如未及时治疗,将造成慢性深静脉功能不全,影响生活和工作能力,甚至致残。而超声检查是下肢静脉病变常用且有效的方法,可明确有无血栓形成,并可在治疗后用于随访观察。

临床上将下肢静脉血栓分为周围型、中央型和混合型。周围型下肢静脉血栓存在两种,一种是血栓仅存在于股静脉,临床主要表现为大腿肿胀疼痛,此

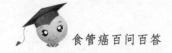

类型由于髂静脉和股静脉畅通,所以下肢的肿胀往往并不严重;另外一种血栓仅在小腿的深静脉处形成血栓,临床上主要表现为小腿突然出现剧痛难忍,患足无法着地踏平,在行走时可发现症状加重,并且小腿肿胀严重有深压痛。中央型下肢静脉血栓发病急,下肢均可见明显的水肿,患者的皮肤温度及体温均有上升趋势,患侧髂窝、股三角区均有明显的疼痛及压痛,浅静脉开始扩张,且右侧发病少于左侧。混合型下肢静脉血栓临床主要表现为下肢均可见明显的水肿,全下肢存在剧痛及压痛,患者的皮肤温度及体温均有上升趋势,如果放任疾病继续发展,患者肢体可出现极度的肿胀,可压迫下肢动脉和动脉痉挛,从而导致下肢动脉的供血出现障碍,足背动脉和胫后动脉的搏动开始消失,进一步导致小腿以及足背出现水泡,皮肤温度降低且皮肤呈青紫色,如处理不及时,则可导致静脉性坏疽的发生。除此之外,静脉血栓还有一些非常严重的并发症,如深静脉血栓脱落进入了肺动脉,则可引起肺部的阻塞,大块的肺栓塞可导致死亡。

在急性肺血栓栓塞症(APTE)中,90%的栓子来源于下肢深静脉血栓形成(DVT),在70%的PE患者中可以检出深静脉血栓形成(DVT)。如今,在诊断DVT时,采用下肢加压静脉超声法(CUS),在很大程度上已经取代了静脉造影。Le Gal G等研究认为,有APTE表现、最终经CT下肺血管造影(CTPA)确诊的患者,CUS检出DVT的敏感性、特异性分别为39%、99%。如果患者同时伴有下肢DVT的症状和体征,CUS检出DVT的比例更高。

温馨提示

对于下肢静脉血栓,我们应给予足够的重视,遵循"早发现,早治疗"的原则。血管超声检查是诊断下肢静脉血栓情况的常见且有效的方法,它不仅可以用于确诊是否存在血栓,而且操作简单,可重复地用于治疗后的随访,经济实用。

APTE 检出 DVT 有预后判断价值。研究认为，在首次发作的急性症状性 APTE 患者中,合并 DVT 是 3 个月内死亡的独立预测因子。DVT 负荷评估有助于 APTE 的危险分层。CUS 不仅可用以诊断、评估肺栓塞预后,对下肢 DVT 局部置管溶栓术前诊断、术中引导、术后指导用药及疗效评估具有一定的临床应用价值。

综上所述,采用血管超声诊断下肢静脉血栓操作简单、经济实用且准确率高,是血管疾病检查的首选方法。

38 食管癌术前进行肺功能评估的重要性和意义是什么？

正常肺功能取决于胸廓完整、气道通畅、呼吸肌健全、胸廓及肺组织顺应性良好及良好的血流灌注。胸外科手术操作、麻醉、术后伤口疼痛、肺水肿等因素都会对肺功能产生影响,导致术后出现呼吸系统感染及衰竭等并发症。肺部并发症仍是围术期死亡的主要原因,因此术前肺功能评估就显得尤为重要,可以鉴别高危患者,制订合适的手术方式及处理方案,减少术后并发症的发生。临床上用于肺功能检测的项目包括：肺容量测定,如肺活量;通气功能测定,如用力肺活量;弥散功能测定;动脉血气分析,如动脉血氧分压、二氧化碳分压、血氧饱和度等。此外,还有一些简单易于操作的方法,如憋气试验、爬楼试验等,可以粗略地评估患者的肺功能。

食管癌术前准备的主要措施

术前至少戒烟两周；积极减肥;采用雾化吸入保护呼吸道;进行呼吸功能锻炼,包括深呼吸、爬楼等;鼓励咳嗽、咳痰;根据病情酌情应用解痉、化痰、平喘等药物治疗。

术前影响肺功能的因素包括年龄、肥胖、慢性阻塞性肺疾病、吸烟。随着年龄的增大,肺的顺应性下降,呼吸阻力增加而引起肺通气和换气功能减退;肥胖会影响胸廓的活动度和肺的顺应性,常合并低氧血症和高碳酸血症;吸烟可

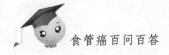

导致呼吸道纤毛摆动功能紊乱、分泌物增加,吸烟者肺部并发症的发生率显著高于不吸烟者。因此,食管癌术前应做好充分的准备,保护肺功能,减少术后并发症的发生。

39 食管癌术前进行心功能评估的重要性和意义是什么?

大多数食管癌患者处于心血管疾病的高发年龄组,往往合并有高血压、冠心病,其开胸术后并发症的发生率和死亡率显著增加。术前有必要通过询问病史、体格检查和实验室检查对病情做出判断,对手术风险做出估计。目前用于评估心功能的检查包括导联心电图、24小时动态心电图及心脏超声等。

40 食管癌术前进行营养评估的重要性和意义是什么?

食管癌患者长期不能正常进食,可造成体重下降和营养不良,影响免疫功能。营养不良可增加手术危险性、术后并发症发生率和死亡率,因此,通过合理补充营养物质,改善患者的营养状况,对于提高手术耐受力,减少并发症,促进术后恢复十分重要。术前应常规对食管癌患者进行营养风险评估,对于存在营养不良的患者,可在术前予以营养支持,促进能量和蛋白储备,减少消耗,增强机体抵抗力。术前主要经口补充高蛋白食物。但食管癌患者往往合并进食障碍,根据患者的情况制订不同的措施,可进行管饲,并适当补充静脉营养。

治疗疑问

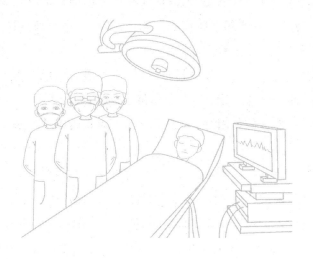

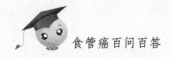
41 食管癌的治疗手段有哪些?

(1)外科治疗。外科治疗是食管癌治疗的最主要手段。自1877年Cjerny切除颈部食管癌成功后至今,国内外均做了大量的实践,取得了宝贵经验。食管癌的手术方式众多,总的来讲,要根据患者年龄、周身情况、有无并发症、耐受手术的能力、有无其他影响手术的治疗(如术前放疗、放疗量、放疗结束时间)、治疗疗效情况及切除种类、范围、消化道重建方式,以及术者技术水平,全面考虑施行手术的范围。

(2)放射治疗。简称放疗,在食管癌的综合治疗中发挥着重要作用。食管癌放疗的适应证是比较广的。根治性放疗在于试图根治肿瘤,而姑息性放疗在于较短暂地减轻或解除某些症状。此外,尚可在手术前行部分放疗以提高手术切除率和生存率;在术后行辅助放疗提高局部控制率,减少复发风险。除了食管穿孔形成食管瘘,远处脏器转移,明显的恶病质或严重的心、肝、肾、肺等疾患之外,都可试行放疗。锁骨上区淋巴结转移、喉返神经麻痹、纵隔炎、较深的食管溃疡、严重的梗阻、病变较长等都不应视为绝对禁忌证,可以试行姑息治疗。

(3)化学治疗。食管癌的化学治疗(简称化疗)在综合治疗中占据重要地位,包括术前新辅助化疗、术后辅助化疗、姑息性化疗等。术前新辅助化疗的目的在于降低肿瘤期别或缩小原发肿瘤以确保手术切除的完整性和尽早消灭微小的远处转移灶。术后辅助化疗主要目的是消灭可能存在的微小远处转移灶,以提高患者生存率。姑息性化疗主要针对局部晚期食管癌而失去手术机会或术后出现转移的患者,主要目的为缓解临床症状、改善生活质量、延长生存时间。

(4)内镜治疗。随着医学的发展,各种先进的内镜问世并应用于临床,内镜由检查诊断已发展为诊治的重要手段。目前一些大医院已有内镜专业科室。

对于早期食管癌,可以行食管内镜黏膜下切除术。这种手术方式适用于早期食管癌。优点是手术简单,不需要开胸,对患者医源性损伤小,身体恢复快,费用相对较少。我国及日本均已开展此项工作,尤其日本内镜下切除早期癌及癌前病变获得良好疗效,其 5 年生存率达 86%~100%。

对于晚期食管癌,若患者不能进行手术切除或各种治疗后复发,内镜通过各种方法可解除梗阻或缓解梗阻,减轻症状,延长生命。比如通过内镜能进行微波治疗、激光治疗、光动力治疗、电化学治疗、高频电凝固、经内镜注入化疗药物、腔内放疗、食管扩张、食管支架植入等方法,均可使症状得以缓解。

(5)靶向治疗。生物学研究的发展使得新型分子靶向药物用于食管癌的治疗成为可能,为转移性食管癌预后的改善提供了前景。目前关于食管癌靶向治疗的研究较少。目前的研究主要集中在 EGFR、HER-2 和一些抗血管生成药物方面。临床上也取得不错的疗效。

(6)光动力治疗。光动力治疗首先应用光敏剂,人体输入光敏剂后,其主要特点是集中于恶性肿瘤,经过一定时间使用特定波长光照使肿瘤内癌细胞的浓集光敏剂激发,产生光化反应杀伤肿瘤细胞,而正常组织吸收的光敏剂早已排出,故对光照无光化反应。当前应用于浅表性食管癌及较晚期梗阻性食管癌。

应用于临床的光敏剂为血卟啉衍化物(HpD),HpD 集中于肿瘤内,然后用激光激发产生荧光定位与治疗,目前称为 HpD-PDT。近年来开发一些新光敏剂应用于临床,此方法原称为激光医学肿瘤治疗,但光敏剂为治癌的主要部分,因此将光敏剂纳入抗癌药物。目前国内应用相对比较局限。

(7)生物治疗。肿瘤的生物治疗是通过生物反应增强剂直接或间接增强机体自身的抗肿瘤能力。生物反应增强剂种类众多,但是一些能增强机体抗肿瘤反应,使效应细胞量及活性增加,机体抗肿瘤能力发挥,增加机体对细胞毒物质的耐受力及癌细胞对各种治疗的敏

温馨提示

生物治疗在实验研究上已经证实具备上述功能,临床实践也取得了比较满意的效果。但是多是对一些非常小、非常早的肿瘤有一定帮助,对晚期肿瘤的治疗效果并不理想。

感性,使不成熟细胞成熟化。

(8)免疫治疗。有效的抗肿瘤免疫治疗依赖于 T 淋巴细胞的有效活化。业已证实,T 细胞达到生理活化阈值产生正常的免疫应答需要双重信号的协同作用。PD-1/PD-L1 途径介导的负性信号能有效抑制 T 细胞、B 细胞功能,在机体免疫应答后期的负性调节中发挥了至关重要的作用,并在肿瘤免疫中具有重要的生物学意义。目前免疫治疗尚未在临床中大量应用。

(9)中医中药治疗。中医学把食管癌列为噎膈、噎食证范畴。目前食管癌的发病普遍认为与自然环境因素、地理因素、遗传因素有关,特别是不良饮食习惯。

中医认为噎膈、噎食证的形成是内因、外因共同作用的结果。内因指正气亏虚,脏腑气血功能失调。正气虚弱,不能抵御外邪的侵袭,疾病乃生。食管癌的发病与人体气血亏虚、脏腑衰竭密不可分。噎膈多由气血虚弱导致。《医贯》中说:"惟男子年高者有之,少无噎膈"。人到老年后体内环境失衡,气血运行能力降低,正如《内经》所言:"正气存内,邪不可干"。这足以说明人体衰老、抗病能力差、容易患病的道理。外因为七情郁结、饮食不节、六淫之邪内袭所致。

食管癌中医辨证论治的常见治则

多为疏肝理气,化瘀止痛,健脾益气,降逆化痰。在食管癌的治疗过程中,加用一些中医中药治疗,对于增强患者体力、提高免疫力、协同放化疗增效、减轻放化疗副作用等均具有正面作用。一些中成药的制剂亦可达到类似的效果。

(10)其他治疗。此外,尚有激光治疗、基因治疗等治疗手段,但是运用范围窄,效果尚需检验。

42 什么样的人适合手术治疗?

(1)确诊为食管癌。

(2)身体功能良好,包括心、肺、肝、肾功能等,临床评估能够耐受手术。

(3)影像学显示食管癌范围局限,未侵入邻近重要器官(气管、肝、纵隔、心脏等)。

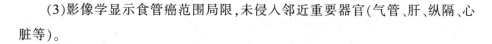

43 什么样的人不适合手术治疗?

(1)影像学显示食管癌范围广泛,侵入邻近重要器官(气管、肝、纵隔、心脏等)。

(2)肿瘤远处转移,腹水,盆腔及腹肿块,肝、骨等转移。

(3)严重心、肺、肝、肾功能不良,不能耐受手术。

(4)恶病质。

44 食管癌手术方式选择的依据是什么?

食管癌的手术方式众多,手术方式的选择影响因素也很多。疾病的因素包括肿瘤的分期、位置、与周围组织的关系等。患者的因素包括年龄、身体功能、基础疾病、耐受手术的能力、既往手术史、有无其他影响手术的治疗(如术前放疗、放疗量、放疗结束时间),甚至患者的家庭经济情况。根据以上各项因素综合分析,确定手术方式、切除种类、范围、消化道重建方式,全面考虑而选择最适合患者的施行手术的范围。所以食管癌手术方式的选择是食管癌手术治疗中很重要的一个环节,是患者成功治疗的基石。

具体的手术方式包括如下几种。

(1)内镜黏膜下切除。

(2)开放手术。

食管癌开放手术的切口
- 左胸后外
- 左胸后外+腹切口
- 左胸后外+颈切口
- 右胸后外+腹切口
- 右胸后外+腹切口+颈切口(三野清扫)
- 腹切口+颈切口(拔脱)

此外,还有腔镜、纵隔镜及机器人等手术方式可以选择。

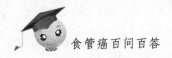

45　食管癌的手术患者如何选择?

在我国食管癌是较常见的肿瘤,外科手术具有根治性,是食管癌的主要治疗方法。凡能手术切除的食管癌,手术是其首选。1940年吴英恺在我国首次完成食管癌切除胸内食管胃吻合术。随着外科技术的迅速发展,手术经验的积累及麻醉、护理、重症医学等相关学科的发展,食管癌的手术适应证不断扩大,手术切除率不断提高,而术后死亡率明显降低。

食管癌的手术患者选择不仅要求技术上的可完整切除性,还要求患者对手术的适合性,临床上需要考虑两方面的因素。一是年龄、心肺功能及全身情况等患者的自身状态。手术前不仅要关注食管癌疾病本身,还要对患者的全身情况有足够的了解,查出影响整个病程的潜在因素,这些因素包括心、肺、肝、肾、内分泌、血液、免疫系统功能及营养和心理状态。详细询问病史,除全面体格检查、常规的实验室检查外,还需要进行涉及重要器官功能的特殊检查。二是肿瘤特征,包括肿瘤的位置、肿瘤的大小、与周围组织和脏器的关系、区域淋巴结及是否合并远处转移等情况对肿瘤进行精确的分期。术前准确的分期能确定能否使患者从手术获益,依赖于术前的B超、CT、PET、超声内镜等影像学检查和综合评估。

46　高龄食管癌患者能否手术治疗?

食管癌的发病随着年龄的增加逐渐增加,多发于老年人。单纯年龄因素并非手术的绝对禁忌,近年来麻醉技术、外科技术、手术设备及围术期监护手段的进步,高龄食管癌的指征逐步扩大。近年来随着微创外科手术的开展和成熟,手术患者的年龄上限一再被突破,并取得了良好的效果。当然,必须认识手术风险也随着年龄的增加而增大,因此在判断高龄是否适合手术治疗时,应全面衡量患者的身体条件和肿瘤特征。

47　合并呼吸系统疾病的食管癌患者如何进行术前准备?

食管癌术后大多数并发症是由呼吸系统功能障碍引起的。术前合并呼吸系统疾病,术后发生呼吸系统并发症的概率会显著增加。常见的呼吸系统疾病包括慢性支气管炎、肺气肿、慢性阻塞性肺疾病、支气管哮喘等。术前准备在于减少或预防肺部并发症的发生。吸烟是一个术前危险因素。术前短期戒烟(48小时)可使血中一氧化碳血红蛋白降至正常水平,增强纤毛的运动。但戒烟1~2周后患者的痰液量才降低,4~6周才可改善临床症状及肺功能。因此,术前戒烟至少1~2周。此外,术前还应该进行呼吸功能锻炼,指导患者咳嗽、深呼吸动作,锻炼腹式呼吸,进行深慢吸气及吸气屏气,并进行适当的体能训练,最简单的训练是爬楼运动,可加强心肺储备功能。对于术前存在的肺感染,还应该加以控制,进行痰培养及药敏试验,按情况给予抗生素、雾化吸入,并应用解痉、平喘、化痰治疗。此外,还应该进行心理指导,让患者了解术后可能存在的不适,树立战胜疾病的信心。

48 合并心血管疾病的食管癌患者如何进行术前准备?

合并冠心病、高血压、心律失常等心血管疾病的食管癌患者不断增加,导致手术和麻醉危险性明显增加。冠心病患者进行外科手术,容易发生急性心肌梗死、严重心律失常等。对于轻微活动后伴有呼吸困难的稳定性心绞痛、不稳定性心绞痛,手术应该推迟,进行内科治疗,待心绞痛稳定后再手术;对于心肌梗死患者,手术应推迟至6个月以后施行,只有紧急手术才可在3个月内施行。对于术前存在左心室肥大、冠心病、左心功能不全等损害,有症状性中度高血压患者,必须经有效治疗控制后再考虑手术。心血管疾病的一般处理包括休息、吸氧、镇静。术前合理用药应该注意控制高血压,改善心肌缺血,纠正心律失常。

49 合并糖尿病的食管癌患者如何进行术前准备?

食管癌合并糖尿病患者的比例呈上升趋势,糖尿病是胸外科手术的危险因素。糖尿病未控制前,手术危险性和术后并发症明显增加。高血糖影响组织修复及愈合能力,降低免疫功能,易发感染,且常并发冠心病、脑血管病、肾病变;手术应激导致应激性高血糖,加重糖尿病的病情。对于糖尿病患者术前常

规检查血糖、尿糖等,入院后建立完善的糖尿病饮食和血糖、尿糖检测记录。适当应用胰岛素或口服降糖药物,维持稳定及理想的血糖水平,同时应积极预防和及时发现、治疗糖尿病危象,当血糖控制不满意时宁可推迟手术。当然,糖尿病并非开胸手术禁忌,只要充分做好围术期处理,可使患者顺利度过围术期。

50 食管癌的手术方法有哪些?

食管癌的手术方法主要包括微创手术治疗和开放手术治疗。微创手术治疗又包括内镜治疗和腔镜下食管切除术。内镜治疗主要针对早期食管癌和癌前病变,早期食管癌主要指的是肿瘤尚未侵犯食管壁的黏膜下层且无淋巴结转移,癌前病变包括中、重度不典型增生。随着胸腹腔镜技术的日臻完善,近几年来胸腹腔镜也用于食管癌的切除。胸腔镜辅助微创手术可有效减少手术创伤,加快术后恢复,且具有与开胸手术相似的远期疗效。开放手术根据手术入路的不同又分为经左胸和经右胸入路的食管切除术,根据吻合部位的不同分为颈部吻合和胸内吻合术,根据切口不同分为一切口、二切口和三切口术。总之手术方式的不同主要根据病变的分期、肿瘤位置及术者的习惯而不同。不管采用哪种手术方法,都要重视食管的切除长度,还要重视淋巴结的清扫及其范围,因为淋巴结转移是影响外科治疗疗效的主要因素之一。目前食管癌外科治疗的趋势是扩大化、微创化、个体化和综合化。

51 食管癌的内镜治疗主要包括什么?

食管癌的内镜治疗主要包括内镜下黏膜切除术(EMR)和内镜黏膜下剥离术(ESD)。近年来,随着早期食管癌诊断率的不断提高,许多新内镜技术应用于治疗浅表食管癌,包括 EMR 和 ESD,并已成为早期食管癌的标准治疗方案之一。但是目前的困境在于不能够准确的分期以及缺乏有效预测淋巴结转移的标志物,使早期食管癌在选择手术方式时需权衡开放食管癌根治术相对治愈彻底性的风险、侵袭性更大但内镜技术侵袭性小、危险性低的益处,尤其对于可能存在淋巴结转移的患者。随着 ESD 技术的出现,争论的焦点转移至由于黏膜下浸润的加深,淋巴结转移风险增加,从肿瘤学的观点来看 ESD 是否已足够?对于食管黏膜腺癌淋巴结转移率低,EMR 已无争议;但对于黏膜或黏膜下食管鳞状细胞癌,一方面数据不足,另一方面淋巴结转移风险增加,在选择手术时要慎重。

52 什么是微创食管癌切除术?

自 20 世纪 90 年代胸腔镜应用于胸科手术,经过 20 来年的发展,国内外的经胸腔镜微创食管癌切除术(MIE)已经发展出多种手术途径的术式,手术经验技巧越来越丰富,并取得良好的临床效果。许多大的肿瘤中心报道超过 1000 例腹腔镜联合胸腔镜的微创术式的经验(胸腔镜食管切除术、腹腔镜胃管形成术、食管胃颈部吻合术),认为围术期死亡率低于传统手术,但是喉返神经损伤、无神经损伤的咽部不适、吞咽困难发生率并不低,而且吻合口梗阻或瘘的发生率增加,而通过改行完全胸腹腔镜的 Ivor-Lewis 食管癌切除术同样保持了较低的围术期死亡率,由于胸腔内吻合无喉返神经损伤,吻合口瘘和死亡率下降,但生存率和传统手术相当。

用腹腔镜游离胃联合胸腔镜行食管癌手术,此种方法既能减少开胸带来的创伤,又能将开腹创伤降至最低。但对术者的技术要求较高,不但要求术者熟悉开胸开腹的传统术式,还要求有胸腔镜和腹腔镜的技能和经验。胸腔镜下手术是安全的,远期生存率也令人满意。全腔镜下手术的另一个好处是术后生命质量的提高。有学者对联合胸、腹腔镜下食管癌根治术后生命质量进行了对比研究发现,与经腹、右胸二切口手术以及经左胸一切口食管癌根治术相比,联合胸、腹腔镜下食管癌术后患者生命质量明显提高。

53 食管癌微创外科的发展方向如何?

微创食管外科应用于食管癌的治疗目前已无争议,焦点在于食管癌是全身性疾病,其预后主要取决于肿瘤的生物学行为和病理分期,手术治疗只是局部治疗。各段食管癌患者,无论采取哪种手术方式,经左胸或右胸,一切口或二、三切口,对患者生存率的影响甚微。因此,只要适应证掌握准确,选择合适

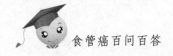

的病例,具有熟练的镜下操作技术,理应可以达到和开放手术相同的远期生存率。而且随着腔镜器械的不断改良及手术经验的不断积累,微创手术的适应证也将越来越广。食管癌患者行胸腔镜下食管癌根治术效果令人满意。所以我们有理由相信微创食管癌手术的发展有着非常广阔的前景。

食管癌微创手术用胸腔镜和腹腔镜代替了开胸和开腹,减少了手术创伤,有着传统手术方式无法比拟的优势。并且根据目前的经验,认为有着丰富的微创及剖胸术经验的医疗中心行微创食管切除术在技术上是安全可行的。达·芬奇外科手术辅助系统于 1997 年被成功研制,2000 年获得美国 FDA 批准用于临床。它是目前世界上最为成熟且应用最为广泛的机器人外科手术系统,带来了外科手术微创的革命,被誉为第 3 代外科手术。其摄像系统在主控台可产生稳定的三维立体图像,术野被放大 10~20 倍;器械末端为有 7 个自由度的内腕,并能按比例动作缩放,实现了操作的高度灵巧性和动作的绝对精确性,从而突破了传统胸腔镜技术的局限性。目前手术机器人在心胸外科、泌尿外科等领域逐渐普及, 随着肿瘤外科治疗理念的更新以及对患者术后生命质量的重视,食管癌微创手术将成为食管癌外科的主流。

54 如何进行手术切口的选择?

对于食管癌的切除,合理的切口选择仍然是非常重要的,因为这关系到手术的彻底性,在亚裔人群中更为明显,该人群中段或中上段食管癌为多,但是人们对此并不重视,尤其在我国,有时会凭喜好和经验来决定。近几年有关这方面的探讨越来越少,甚至认为这已经是不需要研究的问题了,其实这仍是一个严峻而长期没得到解决的老问题。应该有一个标准,如食管胸下段及食管胃结合部肿瘤可行单纯左胸、上腹左胸联合切口或右胸上腹二切口;胸中、下段肿瘤行右胸上腹二切口;胸中段或胸中、上段肿瘤行颈、胸、腹三切口。

55 食管切除以后如何进行消化道重建?

食管癌的手术方法很多, 关键是在食管切除术后用何种器官重建消化道的问题。由于胃与食管邻近相接,血运良好,柔韧性和抗牵拉性好,黏膜上皮和食管上皮相容性较好,有便于游离操作和长度充分等优点,因此胃是食管切除术后最常用的替代器官。用全胃上提替代食管,移植胃会占据部分胸腔,压迫肺和心脏影响心肺功能,造成患者心悸、胸闷、憋气等不适,且全胃分泌胃酸较多,反流症状严重。要克服这两个缺点,可切除部分小弯侧的胃组织将胃塑形成管状胃替代食管,这样既减轻了反酸的症状,又减少对心肺的压迫。其次,食管切除术后可选择的器官是空肠。空肠的血运较丰富,黏膜与食管的黏膜相容性较好,管径直径与食管相当。但空肠的血管弓短,所能提供的长度不够,一般用于既往行全胃或远端胃次全切除术后的食管下段或贲门癌的治疗,但如果结合小血管吻合技术,可用游离的空肠替代食管。第3个可选择的器官是结肠。结肠具有长度充足、血运丰富、血管弓长等优点,但手术操作复杂,术后并发症发生率高,一般不作为首选。

56 管状胃在食管癌切除术中的应用及意义如何?

食管切除后胃是首选的食管重建器官。传统的手术方式是以全胃代食管为主要术式,术后有 60%~80% 患者发生胃食管反流,甚至引起吸入性肺炎、哮喘等相关并发症,严重影响患者的生活质量。多年来,国内外学者抗反流的主要思路是改变吻合方式,加用抗反流操作的各种术式,但效果均不理想。在1992年,最早通过研究解剖标本胃部血管铸型,得出结论:胃网膜右动脉是胃大弯侧主要的供应动脉,尽管胃网膜左动脉分布达到了胃中部区域,它与网膜右动脉的交通却很少,同时胃右动脉的血供极少。以上胃部血管解剖基础为我们建立管状胃提供了理论支持,管状胃的血运仅保留一支胃网膜右动脉,血供便能完全满足管状胃的需要。

管状胃的优点

- 管状胃长度较全胃增加,可提至颈部,满足颈部吻合的需要。
- 胃体变长,减少颈部吻合口的张力,减少术后吻合口瘘的发生。
- 切除胃小弯部分,贲门旁、胃左动脉旁、胃小弯淋巴结清扫快速、彻底。
- 胃体变窄,胸胃对心肺的压迫减少,对心肺功能的影响小。
- 胃黏膜泌酸面积减少,胃内容物反流量减少,减少误吸风险。

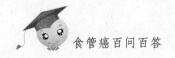

57 人工食管的研究现状如何？

食管癌手术切除后，目前常用的代食管器官为胃、小肠或结肠，绝大部分病例采用的是胃代食管行胃食管吻合，以上方式的不足也是众所周知的，因此寻求一种理想的"人工食管"一直是食管外科学者的梦想和目标。

目前研究的主要热点为生物型和组织工程化人工食管，消除原料的异物抗原性，成为细胞组织生长分化的基质材料，并完全保留生物材料的原有物理特性。此项技术在以犬为动物模型的试验中取得了成功。有学者提出的食管再生过程为人工食管植入→胶原纤维结缔组织覆裹形成新生食管→黏膜上皮化→血管、肌肉、神经、腺体再生→新生食管纤维层重塑。

理想的人工食管应具备以下关键条件

- 符合人体解剖学及生理学需要，包括有一定伸缩性和弹性、耐腐蚀性。
- 符合人体生物力学需要，包括具有一定的韧度、机械强度等。
- 具有良好的生物相容性。
- 可控的生物降解性。

目前而言，由于人工材料的选择、术后并发症发生等问题未能得到有效解决，尚无可用于临床的人工食管，各项研究还处于实验室阶段，但关注现在的研究进展，我们已能窥见人工食管的端倪，一旦人工食管用于临床，对食管外科将有革命性的影响。

58 什么是肿瘤放射治疗？

肿瘤放疗是建立在临床肿瘤学、临床放疗物理学及肿瘤放射生物学基础之上的。放疗是应用射线治疗肿瘤，因此必须具有射线的物理知识，如熟悉各种设备的性能、各种射线的特点及其应用、剂量计算及临床剂量学等。肿瘤放射生物学最基本的目的是解释照射后产生的现象并建议改善现在治疗的策略，最终为治疗提供研究方案。

59 放射治疗的分类如何？

放疗可分为外照射(远距离放射治疗)及内照射(近距离放射治疗)。

60 **什么是外照射治疗?**

外照射通过常用的设备如 ^{60}Co、远距离治疗机、电子直线加速器等进行治疗。近年来,又发展了质子治疗机及重离子治疗机进行治疗。

61 **什么是内照射治疗?**

内照射治疗是通过管道、体腔、敷贴及组织间插植治疗肿瘤,因放射源距肿瘤近,故称为近距离放射治疗。

62 **放射治疗杀死肿瘤的原理是什么?**

肿瘤放疗是通过射线对细胞的杀伤来实现的,射线照射肿瘤细胞修复慢,正常细胞修复快,而肿瘤细胞尚未修复,第 2 天又进行第 2 次照射,肿瘤细胞受到进一步损伤,而正常细胞经一天后又修复。如此循环,经 20~35 次,每天照射,距离拉大,最终达到治愈肿瘤的目的。而正常组织及器官的损伤为可接受范围。

63 **放射治疗的目的是什么?**

放疗的目的就是最大限度地将放射线集中照射到肿瘤靶区,而周围正常组织及器官应受到最小剂量的照射。

64 **放射治疗的常用技术有哪些?**

有三维适形放射治疗、调强放射治疗、影像引导下放射治疗、自适应放射治疗、立体定向放射治疗、立体定向体部放射治疗等技术。

65 **食管癌放射治疗的进展有什么?**

外照射是食管癌放疗的标准治疗,既往常规放疗生存率不高,5 年生存率仅 8% 左右,主要失败原因是局部未能控制或局部复发。三维适形放疗应用后可有效包及肿瘤病灶,且肺部受量并未增加,脊髓受量少。中国医学科学院肿瘤医院放射治疗科三维适形放疗初步结果显示,1 年、3 年及 4 年生存率分别

为 59.4%、40.3% 及 35.7%。

66 食管癌放射治疗的适应证是什么?

食管癌放疗反应少,危险性小,又有肯定的疗效,所以适应证范围宽。一般情况中等,无锁骨上淋巴结转移,无声带麻痹,无远处转移,病变短于 7cm,狭窄不显著,无穿孔前 X 线征象,无显著胸背部痛者,均可视为根治性放射治疗的适应证。为缓解症状、减轻痛苦、改善生存质量可行姑息性放疗。值得注意的是,在放疗过程中,由于患者一般状况的改变和病情的变化,治疗方案也要随之而改变。

67 食管癌放射治疗的禁忌证是什么?

食管穿孔(气管食管瘘或可能发生食管主动脉瘘)、恶病质、已有明显症状且多处转移的患者。

68 适用于食管癌患者的放射治疗技术有哪些?

有常规放射治疗技术、三维适形放射治疗等。

69 放射治疗通常剂量是多大?

术前放疗通常是 40Gy/2Gy/20f,术后放疗通常是 54~60Gy/2Gy/27~30f,根治性放疗通常是 60~64Gy/2Gy/30~33f。

70 外照射的注意事项有哪些?

(1)保证充分的休息和睡眠,摄取足够的营养。

(2)穿松软的棉质衣物,避免穿紧身衣裤,以免皮肤损伤。

(3)治疗部位的皮肤要特殊照顾。不要用肥皂清洗或用力刷洗。不可任意使用药物、痱子粉、油性药膏、化妆品或其他化学药品涂抹。不可热敷,务必用温水清洗。

(4)男性患者头颈部治疗期间不可用剃刀,以免刮伤治疗部位的皮肤造成感染,但可用电动剃须刀。在室外尽量用遮阳伞或帽子遮蔽阳光,结束治疗一年内亦要尽量避免强烈阳光照射。

71 食管癌放射治疗都有哪些并发症？

有全身放射治疗反应、放射性食管炎、气管反应、食管癌穿孔、食管梗阻、晚期并发症。

72 什么是全身放射治疗反应？

全身放射治疗反应表现为乏力、食欲缺乏、恶心、呕吐等。多数患者无明显全身反应或反应较轻。

73 放射性食管炎是什么？

因食管黏膜充血、水肿、渗出及糜烂而产生吞咽梗阻的症状。多数患者还伴有吞咽疼痛，进食困难较前加重。多发生在放疗剂量20Gy或40Gy左右。

74 如何处理放射性食管炎？

消除患者误以为病情加重的思想负担；轻者观察，较重者可给予输液，适当少量的激素和抗生素治疗；对症止疼治疗。

75 什么是放射治疗后气管反应？

多表现为刺激性干咳或痰不易吐出。可以给予对症治疗，如氯化铵等；也可给予雾化治疗(可加用糜蛋白酶和少量的激素性雾化吸入治疗)；必要时给予抗感染和镇咳治疗。

76 什么是全身反应？

一般反应不重。如患者出现乏力、食欲不振、恶心等反应时可给予大剂量维生素 B_6、维生素 C 及复合维生素 B 等治疗。如白细胞或血小板过低时应暂停治疗，给予提升白细胞或血小板的药物治疗，血象回升后再继续治疗。

77 什么是放射性脊髓炎？

放射性脊髓炎是由电离辐射对脊髓造成的损伤，其程度与辐射强度、持续

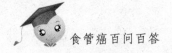

时间、照射部位及个体差异有关。短暂型放射性脊髓炎:感觉异常,如肢体麻木、刺痛、触痛、烧灼感以及颈肩部疼痛等。典型的低头曲颈触电样征,即低头时出现从颈部沿着背部脊椎向下肢或四肢放射性的触电感,头复位时症状消失。屈颈动作愈迅速有力触电感亦愈强烈,如屈颈动作缓慢触电感则较轻微。迟发横贯性放射性脊髓炎:也称慢性进行性放射性脊髓炎,多为脊髓放射损伤的远期反应,常出现一侧或双侧下肢感觉障碍,以后逐渐进展出现运动障碍,脊髓半侧或完全性横贯性损害。急性放射性脊髓炎:少见,急性起病,常见在几小时至几天内发展为截瘫或四肢瘫痪,多表现为上运动神经元损害的特征,双下肢肌张力增高,腱反射亢进,病理反射阳性,伴损害平面以下深、浅感觉减退。

78 什么是食管纤维瘢痕反应?

食管癌放射治疗后,患者症状一般都有不同程度的缓解,X 线检查常见病变消退,管壁光滑。经过一段时间后,不少患者噎、疼等症状复现,X 线也有相应的改变。这些临床现象是肿瘤复发所引起的,或是放射治疗后病变修复的表现(纤维瘢痕形成),有时难以判断。资料表明,在可疑放射治疗后未控或复发的 54 例中,41 例手术切除。术后标本病理检查竟有 12 例(29.3%)无残存癌细胞。食管单纯瘢痕狭窄的 X 线表现虽然可见较明显的管腔狭窄,但管壁对称较光滑或仅有小而浅的龛影。肿瘤复发的 X 线表现为局部明显充盈缺损、黏膜紊乱、管壁扭曲并伴有大而深的龛影。如 X 线所见高度怀疑复发时,应争取手术治疗。如估计 X 线改变属于放射治疗后的纤维瘢痕反应,狭窄不太严重时,可继续观察,或做细胞学涂片和内镜检查,进一步诊断后再确定治疗方法。食管纤维瘢痕反应无较好的治疗方法。随着生存时间的推移,纤维瘢痕可以逐渐吸收软化。

79 什么是体内照射?

体内照射是把放射源直接插入肿瘤内(如皮肤癌、舌癌等),或器官内腔(如食管、子宫颈)进行照射,分别称为组织间照射和腔内照射,现在多采用放射源后装技术进行体内照射。

80 外照射加腔内照射的优点是什么？

腔内照射的放疗空间与外照射不同,两者联合使用可以互补,提高剂量分布的适形度。

81 食管穿孔的临床表现是什么？

白细胞特别是中性粒细胞增高、发热、胸背部疼痛或胸部不适等。

82 如何处理食管穿孔？

加强抗感染和促进正常组织修复能力的治疗;有效使用抗生素,加强和及时补充营养、蛋白,纠正贫血、促进食欲;下胃管、放支架、静脉高营养或胃造瘘以帮助患者解决每日入量。

83 食管梗阻后如何处理？

保证患者的每日营养入量,包括输液和静脉高营养或鼻饲,必要时给予食管支架。积极抗感染及消肿治疗,用少量激素治疗可减轻水肿。肿瘤所致的梗阻不影响放射治疗,多数患者在40Gy左右进食梗阻能好转。

84 什么是术前放射治疗？

术前放疗是综合治疗,是在手术前进行放射治疗,结束后行手术治疗。这样可以提高手术的切除率和肿瘤的生存率。术前放疗的作用如下。①为手术创造条件:通过术前放疗使肿块缩小、粘连松结,减少手术的困难,缩小切除范围和提高切除率。使原来不适于手术或不能手术的患者有手术的机会。②减少转移:手术前做放射治疗可使癌细胞部分死亡,部分活性降低,这些活性降低的癌细胞即使手术时进入血液循环,也无再增殖的能力,从而减少或消除血液转移或手术时种植的概率。③减少癌细胞进入血管内的机会:放射治疗可使照射野内的小血管和淋巴管内皮细胞增生、核膨胀、空泡形成等退行性改变,结果使血管腔变小,导致闭塞,血液及淋巴流动缓慢,从而减少了手术时癌细胞进

入血液循环的机会。

85 食管癌术前放射治疗有什么好处?

放射治疗可导致癌细胞被射线杀死,能够使肿瘤原发灶退缩,与邻近组织结构松解,使与其周围气管的癌性粘连转变为纤维性粘连,易于手术切除而提高手术切除率;术前放射治疗后癌细胞增殖活性低,癌周围小血管及淋巴管闭塞,减少手术后的扩散和淋巴结转移机会,提高远期生存率。

86 哪些患者需要接受术前放射治疗?

对于肿瘤外侵明显,与邻近器官有癌性粘连、瘤体过大、位置偏高、估计手术不能切除或不易彻底切除者建议接受术前放射治疗。

87 什么是术后放射治疗?

食管癌的术后放射治疗的价值还无定论。Kasai(1978)报道术后放射治疗对根治手术后淋巴结阴性的患者有好处,而对淋巴结阳性的患者没有好处。

88 什么是化学治疗?

化疗是化学治疗的简称,是利用化学药物阻止癌细胞的增殖、浸润、转移,直至最终杀灭癌细胞的一种治疗方式。

89 化疗在食管癌中的应用如何?

温馨提示

食管癌对化疗相对敏感,且多数患者就诊时已属晚期,化疗在综合治疗中占有重要地位,已成为食管癌综合治疗的重要组成部分。

20世纪六七十年代食管癌的化疗以单药为主,主要有博来霉素、丝裂霉素、氟尿嘧啶、阿霉素、甲氨蝶呤,有效率仅为15%左右。80年代顺铂开始用于治疗食管癌,最常用的联合化疗方案为氟尿嘧啶联合顺铂,有效率为 25%~35%。随后有紫杉烷类药物应用于食管癌的化疗,单药有效率能达到 30%,联合顺铂有效率达到 50%。此外,其他联合用药方案包括吉西他滨、长春瑞滨、伊立替康和顺铂的联合化疗方案也取得了一定的疗效。

90 食管癌的化疗是如何进行分类的?

随着新药在食管癌的研究取得了令人鼓舞的结果,化疗在食管癌的应用也越来越广泛,主要分为新辅助化疗、辅助化疗、姑息性化疗、局部动脉灌注化疗等。

91 什么是新辅助化疗?

新辅助化疗相对于传统的术后辅助化疗而言,是指对临床表现为局限期肿瘤、可进行手术者,在手术前先进行化疗。目的在于降低肿瘤的分期,缩小原发病灶,确保手术切除的可行性、根治性,消灭微小转移灶,改善患者的预后。主要化疗方案为紫杉醇、氟尿嘧啶联合顺铂或奈达铂的联合化疗方案。

92 什么是辅助化疗?

辅助化疗是指对肿瘤原发灶进行手术切除和放疗前后给予全身化疗。目的在于消灭可能存在的微小转移灶,防止癌症的复发和转移,提高治愈率。辅助化疗的时机既要根据患者的身体状况,也要符合肿瘤细胞的生物学规律,有计划地实施。术后化疗的不良反应是影响化疗计划顺利进行的重要因素,反应过大会抵消本身的疗效,主要不良反应包括胃肠道反应和骨髓抑制,多数患者对不良反应是耐受的,但需要及时发现和处理可能出现的严重不良反应。

93 什么是姑息性化疗?

晚期食管癌是指不能手术切除的局部晚期以及有远处转移或复发的食管癌,这部分患者通常肿瘤负荷较大,吞咽困难症状较重,机体一般情况较差,对化疗的耐受性降低。对可耐受的患者,化疗可以作为姑息治疗措施,目的是减轻患者的症状,改善患者的生活质量,延长其生命。姑息性化疗除了全身化疗

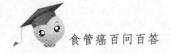

外,还包括局部胸腹腔内给药治疗癌性积液等。

94 动脉灌注化疗的优缺点是什么?

选择性食管动脉灌注化疗与全身化疗相比可明显提高肿瘤局部组织内药物浓度,大幅度提高药物的细胞毒作用,提高疗效。同时全身正常组织器官药物分布少,减轻了药物的全身副作用。因局部药物浓度高,临床上有导致脊髓损伤、食管穿孔、坏死性食管炎等严重并发症的可能,限制了其在临床上的应用。

95 放化疗如何在食管癌中联合应用?

放疗、化疗相结合的治疗已成为食管癌研究的热点,化疗对放疗有增敏作用,可以提高放疗对病灶的局部控制率,同时化疗对局部病灶或全身可能转移灶有杀灭作用,两者联合可以起到疗效互补,提高肿瘤控制率和疗效。食管癌放化疗包括 3 种治疗模式:食管癌根治性放化疗、新辅助放化疗和辅助放化疗。

对于晚期不能手术者,放化疗结合疗效优于单纯一种治疗方法,但毒副作用较大;此外,对于一些可手术患者,因存在手术禁忌证或患者不愿进行手术,也可选择放化疗联合的治疗模式,也可取得不错的疗效。新辅助放化疗联合手术切除是局部进展期食管癌最有效的综合治疗模式之一。新辅助放化疗能降低食管癌的分期,提高 R0 切除率,改善局部控制率,术后并发症和死亡率的发生率未显著增加;不论对于鳞状细胞癌或腺癌患者,新辅助放化疗均能改善总体生存。辅助放化疗主要用于具有高复发风险的局部晚期食管癌术后的治疗,可防止肿瘤的复发和转移,提高患者的生存率及治愈率。

96 新辅助放化疗在食管癌中的应用情况如何?

自 1992 年 Nygaard 等第 1 次报道食管癌术前放化疗的临床研究以来,术前联合放化疗的方法越来越多地被采用,已成为食管癌多学科综合治疗的主要方法之一。术前放化疗具有以下优点:术前患者耐受性良好,放化疗具有协同增敏作用;可降低肿瘤分期,提高 R0 切除率;早期消灭肿瘤亚临床转移灶,提高局部控制率;对肿瘤药物敏感性进行体内评价。然而,一些学者认为新辅助放化疗增加围术期并发症及死亡率,且使得部分对放化疗不敏感的患者失去手术机会一直存在争议;且新辅助放化疗能否延长患者生存期尚有待进一步研究。2011 年 Sioquist 等对 12 项随机对照研究(n=1854)进行荟萃分析结果显示,术前新辅助放化疗较单纯手术治疗能提供更显著的生存获益。Swisher 等报道新辅助放化疗较新辅助化疗能显著提高局部进展期食管癌患者的病理完全缓解率(pCR,28% vs. 4%)及 3 年总生存率(48% vs. 29%),提示新辅助放化疗较单纯新辅助化疗有生存获益趋势。最近的一项多中心 3 期临床对照试验(CROSS 研究)显示,新辅助放化疗较单纯手术能显著提高可切除(T2-3,N0-1,M0)食管或食管胃交接部癌患者 R0 切除率(92% vs. 69%)和总体生存期(中位生存:49 个月 vs. 24 个月)。值得注意的是,鳞状细胞癌患者较腺癌患者有更高的 pCR(49% vs. 23%,P=0.008),但组织类型并不是影响预后的独立危险因素。最近的一项荟萃分析结果显示,新辅助放化疗或新辅助化疗与手术比较,并未增加围术期并发症的发生率及死亡率;但值得注意的是,对于鳞状细胞癌患者,新辅助放化疗却增加了术后并发症及死亡率。这种生存上的差异可能来自于入组病例疾病分期及应用化疗制剂不同造成的。既往的研究中多是以铂类+氟尿嘧啶为基础的方案;而 CROSS 研究则采用紫杉醇联合卡铂的化疗方案,疗效优于传统的氟尿嘧啶。此外,紫杉醇也可作为放疗增敏剂。基于紫杉烷类或其他制剂的新辅助放化疗方案可能是今后临床研究的重点。中国抗癌协会的"食管癌规范化诊治指南(2011 版)"推荐对于局部进展期(T3-4)伴区域淋巴转移的胸段食管癌患者应采取新辅助放化疗。结合既往研究,临床上应该选择疗效更好的化疗药物,以达到降期、提高 R0 切除率和延长生存的目的。NCCN 指南推荐放射剂量 41.4~50.4Gy,1.8~2Gy/次;国内认为 40(36~46)Gy 较适宜,常规分割 2Gy/次或调强照射,1 次/天,5 天/周,共 4 周。放疗区域应该包括原发肿瘤及区域转移淋巴结。化疗方案推荐:铂类、氟尿嘧啶/卡培他滨、长春瑞滨、紫杉醇/多西紫杉醇,两药联合,3 周重复一次,2~3 个周期,同期进行放疗。建议治疗结束 4~6 周即进行疗效评估,对适于手术者即可行手术。

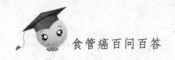
97 新辅助化疗在食管癌中的应用情况如何？

对于局部进展期食管癌应采用多学科综合治疗的方案。新辅助化疗结合手术也是临床应用较多的治疗方法之一。2011 年 Sioquist 等对 9 项随机对照研究（n=1981）进行荟萃分析结果显示，术前新辅助化疗较单纯手术治疗亦能提供显著的生存获益（HR=0.87，P=0.005）。最近的一项比较新辅助放化疗和新辅助化疗的 2 期随机对照试验结果显示，对于食管或食管胃交接部腺癌术前放化疗并未提供显著的生存获益（中位生存：32 个月 vs.30 个月）；然而新辅助放化疗组其病理缓解率显著高于新辅助化疗组（31% vs. 8%，P=0.01），R1 切除率显著低于新辅助化疗组（0 vs. 11%，P=0.04）；提示新辅助放化疗可能优于新辅助化疗，并且有待进一步大样本及多中心研究。

食管癌的新辅助化疗还处于临床研究阶段，但其临床有效性已被越来越多的研究所肯定。JCOG 9907 随机对照试验结果显示，新辅助化疗较术后辅助化疗提供显著的生存优势。目前认为，凡超过 T2 期及有任何淋巴结阳性的食管癌患者予以术前化疗均可能受益。其基础方案均以铂类联合氟尿嘧啶类为主的联合化疗方案，近期紫杉烷类联合铂类的方案也多应用。建议化疗两个周期即进行疗效评估，对适于手术者休息两周即可行手术治疗。

98 什么是化疗不良反应？

化疗药物在杀伤肿瘤细胞的同时又杀伤正常组织的细胞，尤其是杀伤人体中生长发育旺盛的血液、淋巴组织细胞、上皮细胞等，从而导致患者出现一系列的不良反应，即化疗不良反应。

99 化疗药物会出现过敏反应吗？

一些化疗药物的应用会出现过敏反应，紫杉醇、多他西赛等引起过敏反应较频繁，临床上往往需要应用脱敏药物以防止过敏反应的发生。

100 什么是化疗药物的胃肠道反应？

化疗引起的胃肠道反应是因为化疗药物损伤胃肠道黏膜引起的一系列反

应,主要包括恶心、呕吐、腹泻等。恶心、呕吐显著影响患者的生活质量,且能引起代谢失调和电解质紊乱,甚至导致抗肿瘤治疗的终止,临床需要应用止吐药物对症治疗,减轻化疗的反应。化疗相关的腹泻,轻者降低患者的体质,严重者出现血性腹泻,导致水和电解质紊乱、休克甚至危及生命,一旦出现严重的腹泻,往往需要停止化疗,应用止泻药,抗感染治疗,补充足够的营养,维持水和电解质平衡。

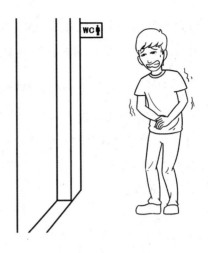

101 什么是化疗药物的骨髓抑制?

抗肿瘤药物引起的骨髓抑制最初表现为白细胞减少,其次是血小板减少,严重时血红蛋白也降低。防治原则是化疗前查血常规,化疗后每周复查血常规1~2次,明显减少时需隔日查一次,大剂量化疗后可预防性应用人粒细胞集落刺激因子,减轻化疗引起的粒细胞降低程度,缩短持续时间。

102 为什么化疗后会出现脱发?

化疗药物可引起毛囊细胞的凋亡,进而导致脱发,给患者带来不良的心理反应。脱发出现在开始化疗的2~4周,毛发再生出现在化疗结束后的3~6个月,目前尚无满意的预防脱发的药物。

103 什么是化疗药物的心、肝、肾毒性?

化疗引起的肝损害比较常见,主要包括肝细胞功能不全和化学性肝炎、慢性肝纤维化等。化疗期间要定期复查肝功能,包括 ALT、AST 等指标。一般而言,化疗后短期内出现转氨酶升高,给予保肝药物后大多可继续治疗,对于较晚出现的肝功能损伤,应予重视,警惕肝纤维化的发生,停止化疗。化疗期间患者可出现胸闷、心悸、呼吸困难等,主要与化疗导致的心脏毒性有关,处理的关键在于预防,加强化疗前心功能的评估,化疗期间应用保护心脏的药物以减少

心脏毒性的发生。肾毒性主要损伤肾小管,以顺铂的肾毒性最为突出,预防措施包括化疗前查肾功能,予以水化、碱化及利尿治疗。

104 如何进行化疗效果的评价?

目前采用评定食管癌疗效的方法主要有钡餐、内镜、超声内镜、CT、PET-CT等,对于新辅助治疗的患者可根据切除标本的组织病理反应来评定疗效。临床评价标准包括完全缓解、部分缓解、稳定和进展。完全缓解率和部分缓解率为有效率。

105 什么是靶向治疗?

靶向药物以肿瘤相关的信号通路为靶点,阻断下游信号的传导,起到抑制肿瘤细胞生长和转移的作用。目前正式批准的食管癌靶向药物较少,以HER-2抑制剂为代表,主要用于HER-2阳性表达的转移性腺癌。

106 靶向治疗在食管癌中的应用如何?

(1)表皮生长因子受体(EGFR)为靶点的药物。食管癌中30%~90%的患者存在表皮生长因子受体过表达。目前治疗主要为单克隆抗体,包括西妥昔单抗、帕尼单抗、马妥珠单抗和尼妥珠单抗等。一些临床试验评估了以表皮生长因子受体为靶点的单抗联合放疗、化疗应用于食管癌的治疗,显示了安全性和有效性,目前尚未批准应用于食管癌的治疗。

西妥昔单抗是针对EGFR的单克隆抗体,通过与EGFR胞外部分结合,竞争性阻断其他配体;通过刺激EGFR胞吞作用,降低细胞增殖,抑制血管生成。西妥昔单抗被FDA批准用于对以伊立替康为基础的化疗方案耐药的转移性直肠癌的治疗,或与放疗联合用于头颈部肿瘤的治疗。一项开放的随机对照Ⅲ期试验(EXPAND)评估了西妥昔单抗联合卡培他滨-顺铂方案用于进展期胃或食管胃交接部腺癌的治疗,904例患者平均入组。联合治疗组的无进展生存时间为4.4个月,单纯化疗组为5.6个月,联合西妥昔单抗靶向治疗并未增加化疗的收益。有研究应用西妥昔单抗联合FOLFIRI和FUFOX,总的有效率为40%~69%,生存时间为9.5~17个月。国内Chen等评估西妥昔单抗联合同步放化疗治疗食管鳞状细胞癌的临床疗效，结果显示临床完全缓解(CR)率为 69%，EGFR 过表达者 CR 率为 75%，EGFR 低表达或不表达者 CR 率为 61.5%。

尼妥珠单抗是人源化的单克隆抗体。几项临床试验研究发现，尼妥珠单抗联合放疗、化疗或放化疗治疗局部晚期或不可切除食管鳞状细胞癌安全、有效。一项尼妥珠单抗联合 5-氟尿嘧啶和顺铂的临床研究中，19 例食管鳞状细胞癌患者接受了治疗，16 例可评估的患者中有效率为 68.4%，取得完全或部分缓解的患者为 42.1%。一项 Ⅱ 期临床试验联合尼妥珠单抗和放疗治疗 Ⅱ～Ⅳ 期食管鳞状细胞癌，42 例患者完全缓解、部分缓解、疾病稳定和进展率分别为 0、52.4%、40.5% 和 7.1%，中位生存时间为 14 个月，2 年、3 年的生存率分别为 33.3%、26.2%。2014 年美国临床肿瘤年会上，有研究探讨了尼妥珠单抗联合紫杉醇/顺铂在晚期食管鳞状细胞癌中作为一线治疗的作用。研究共有 56 例患者入组，局部晚期患者为 29 例，转移性食管癌为 27 例，总体反应率为 51.8%，疾病控制率为 92.9%。局部晚期患者的中位无进展生存为 8.2 个月，转移性患者为 23 个月，转移性患者的中位总体生存为 13.9 个月。

(2)以 HER-2 为靶点的药物。在转移性食管癌中，HER-2/neu 基因的过表达及其与预后和生存的相关性。这些试验将评估抗 HER-2 抗体作为新的靶向治疗药物并应用于转移性食管癌，以改善总体生存质量，提高有效率。仅 HER-2 单克隆抗体应用于临床，证实可改善 HER-2 阳性表达的食管腺癌的总体生存。有研究证实在 Barrett 食管中 HER-2 的表达与癌变、增加的肿瘤侵袭和淋巴结转移相关。Thompson 等评估了 89 例食管腺癌 HER-2/neu 基因扩增及对生存的影响，92% 患者显示高水平 HER-2/neu 扩增，5 年生存率为 57%，无扩增组 5 年生存率为 32%。尽管整体生存时间无显著性差异，但首次将 HER-2 抑制剂如西妥昔单抗和拉帕替尼应用于转移性食管腺癌的治疗。

曲妥珠单抗为人源 IgG1 抗体，批准用于 HER-2/neu 阳性的转移性乳腺癌的治疗。一项研究显示曲妥珠单抗联合化疗治疗转移性食管或胃腺癌，能显著提高整体生存率。TOGA 是一项多中心的 Ⅲ 期随机对照试验，评估曲妥珠单抗联合化疗(卡培他滨联合顺铂或氟尿嘧啶联合顺铂)用于 HER-2 阳

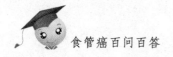

性的食管腺癌或胃癌。594 例患者按照 1:1 随机分别入组单纯化疗组（$n=296$）和联合靶向治疗组（$n=298$）。两组比较,总反应率(47.3% vs. 34.5%)及总生存时间(13.8 个月 vs.11.1 个月)具有显著性差异。这些发现提示曲妥珠单抗能作为新的标准治疗用于 HER-2 阳性表达的转移性食管腺癌或胃癌联合化疗。

拉帕替尼是口服双重酪氨酸易激酶抑制剂, 同时阻断 HER-2/neu 和 EGFR。已被 FDA 批准联合卡培他滨用于 HER-2 阳性的乳腺癌的治疗。Guo 等发现联合拉帕替尼和 5-氟尿嘧啶显著降低食管癌细胞 HER-2 和 EGFR 的磷酸化,抑制下游信号通路的活化。2013 年 ASCO 年会 TRIO-013/LOGiC 试验为双盲的随机对照试验,评估了拉帕替尼联合化疗用于转移性食管癌或食管胃交接部腺癌的安全性和有效性。试验组中位生存时间为 12.2 个月,对照组为 10.5 个月。

目前靶向治疗在食管癌中的应用多数研究局限于小样本、单中心,多中心、大样本的随机对照研究值得期待,以验证这些靶向药物的临床疗效。总之,分子生物学的研究将有助于更好地理解食管癌发生发展,进而改善食管癌的治疗策略,以期改善进展期食管癌的预后。

107 什么是肿瘤免疫学？

肿瘤免疫学是研究肿瘤免疫原性、肿瘤发生发展与集体免疫功能的相互关系、机体对肿瘤的免疫应答以及肿瘤的免疫预防、诊断和治疗的科学。

108 免疫治疗的特点是什么？

免疫治疗方法作用范围广泛, 特别适用于多发病灶或有广泛转移的恶性肿瘤,与传统的放化疗相比,毒副作用小。

109 免疫治疗的理念是什么？

以药物敏感相关标志为检测目的, 在药物基因组学和药物遗传学基础上发展而来的肿瘤个体化治疗,是根据肿瘤患者的肿瘤部位、病理类型、分化程度和性别、年龄等信息对每个患者制订最适宜疗法的治疗理念。

110 肿瘤个体化治疗的目的是什么？

肿瘤个体化治疗以最大限度地提高治疗敏感性、降低毒副作用、改善患者整体生存质量为目标，因此成为国际上肿瘤治疗的一大趋势。

111 人的免疫系统分为几类？

免疫系统可分为固有免疫和适应性免疫。固有免疫是个体在长期进化中形成的，与生俱来，而并非由特定抗原诱导的抵抗病原体侵袭、清除体内异物的防御能力，由固有免疫分子和固有免疫细胞执行，是机体抵御病原体感染的第一道防线。适应性免疫指个体出生后通过与抗原物质接触而由此产生的免疫力，具有特异性和记忆性。

112 什么是细胞免疫治疗？

人体免疫细胞包括 T 淋巴细胞、B 淋巴细胞、K 细胞、NK 细胞等。细胞免疫治疗是采集人体自身免疫细胞，经过体外培养，使其数量成千倍地增多，靶向性杀伤功能增强，然后会输到人体，激活机体免疫能力，达到杀灭肿瘤细胞、控制肿瘤生长的目的。

113 目前常用的细胞免疫治疗方法都有什么？

目前较为常用的疗法有细胞因子诱导的杀伤细胞(CIK)疗法、树突状细胞(DC)疗法、自然杀伤细胞(NK)疗法等。

114 过继性免疫细胞治疗的特点是什么？

本类治疗方法作用范围广泛，特别适用于多发病灶或有广泛转移的恶性肿瘤，与传统放化疗相比，毒副作用低。

DC 细胞是人体内抗原呈递能力最强的细胞，只有在抗原呈递细胞能正常发挥肿瘤抗原呈递作用时，T 细胞才能有效识别肿瘤，激活适应性抗肿瘤免疫。

DC 细胞治疗通过分选肿瘤患者自体的 DC 细胞在体外培养诱导，然后负

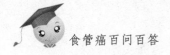

载相应的肿瘤抗原,制成负载肿瘤抗原的 DC 细胞,再将这些 DC 细胞注入体内后刺激体内的肿瘤杀伤性淋巴细胞增殖, 发挥长期肿瘤监视作用和肿瘤杀伤作用,达到消灭肿瘤的目的。

115 什么是细胞因子治疗?

重组细胞因子与人体自身成分类似,可调节机体的生理过程和提高免疫功能,很低的剂量即可发挥作用。利用基因工程技术生产的重组人细胞因子治疗肿瘤的方法即细胞因子治疗。

116 目前应用临床的细胞因子治疗有什么?

细胞因子治疗有干扰素治疗、白细胞介素 -2 治疗、肿瘤坏死因子治疗、集落刺激因子治疗和胸腺素治疗。

117 什么是抗体治疗?

抗体治疗即通过基因功能技术等方法合成高纯度单克隆抗体用于治疗的方法。针对抗体具有较强的靶向性作用原理,已经有越来越多的单克隆抗体应用于临床治疗中。

目前根据抗体是否与药物或放射性核素偶联,可将目前应用于临床的抗体分为非结合型抗体和结合型抗体。

118 非结合型抗体的作用机制有哪些?

诱导免疫系统对肿瘤细胞发生抗体依赖的细胞介导的细胞毒作用或者补体依赖的细胞毒作用,从而溶解肿瘤细胞。靶向肿瘤细胞信号通路受体,干扰肿瘤细胞的代谢或诱导肿瘤细胞发生凋亡。靶向血管内皮生长因子,抑制肿瘤血管生成。

119 结合型抗体的作用机制有哪些?

偶联放射性核素、化疗药物或细胞毒性药物,发挥抗肿瘤作用,抗体主要起定位作用,实际发挥作用的是其偶联的物质。

120 什么是肿瘤疫苗？

肿瘤疫苗的原理是通过激活患者自身免疫系统，利用肿瘤细胞或肿瘤抗原物质诱导机体的特异性细胞免疫和体液免疫反应，增强机体的抗癌能力，阻止肿瘤的生长、扩散，以达到清除或控制肿瘤的目的。目前仍无有效的食管癌相关的肿瘤疫苗。

121 围术期中医中药治疗是指什么？

围术期中医中药治疗是指恶性肿瘤患者拟行手术至手术后 1~2 个月的一段时间进行的中医中药治疗，以促进术后康复，增强体质，为术后辅助治疗创造条件。

122 为什么在食管癌患者围术期用中医中药治疗？

手术患者由于肿瘤、心理应激等因素，往往出现失眠、心烦、易怒、易哭等心神不宁症状，且手术后患者易出现疲乏无力、心悸气短、盗汗、食欲不振等气血亏虚症状。这一阶段中医中药治疗应以扶正为主要原则，手术前补血养心、疏肝理气，手术后益气养血、健脾益胃。

123 围术期可以应用的中药有哪些？

贞芪扶正胶囊:适于病虚损、气阴不足者,促进机体功能恢复。参芪扶正注射液:提高气虚患者免疫功能,改善气虚症状及生存治疗。健脾益肾颗粒:提高机体免疫力,治疗脾肾虚弱引起的疾病。黄芪注射液:适用于心脾气虚证,具有调节免疫的作用。生血丸:用于手术失血引起的贫血。

124 化疗期间中医中药治疗是指什么？

是指化疗过程中进行的中医中药治疗,以减轻化疗的不良反应,增强化疗疗效。

125 化疗期间的不良反应有哪些？

化疗的不良反应主要包括骨髓抑制(白细胞减少、血红蛋白下降、血小板

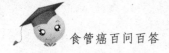

降低),胃肠道反应(恶心、呕吐、腹泻等),皮肤毛囊损害,肝、肾损害等。

126 化疗期间中医中药治疗的目的是什么?

这一阶段的中医中药治疗主要以补气养血、健脾和胃、滋补肝肾为主要原则,以改善化疗引起的身体不适症状,减轻患者及家属对化疗的恐惧,提高化疗完成率。

127 化疗期间应用的中药有哪些?

参一胶囊:提高化疗有效率,改善肿瘤患者的气虚症状,提高机体免疫力。贞芪扶正胶囊:适于病虚损、气阴不足者,促进机体功能的恢复。康莱特注射液:适于气阴两虚、脾虚湿困证,配合化疗有一定的增效作用,对于中晚期患者具有抗恶病质及止疼作用。艾迪注射液:对化疗具有增效作用,并具有一定的扶正功能。参芪扶正注射液:提高气虚患者免疫功能,改善气虚症状及生存治疗。消癌平片:用于食管癌、胃癌、肺癌的治疗,配合化疗有一定的增效作用。抗癌注射液:用于肺癌、恶性淋巴瘤等,以及各种原因引起的白细胞减少症,配合化疗有一定的增效作用。生血丸:应用于化疗引起的骨髓抑制。新癀片:外用,治疗化疗引起的静脉炎。

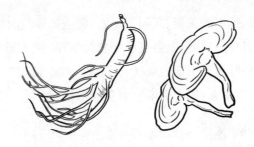

128 放疗期间的中医中药治疗是什么?

放疗期间的中医中药治疗是指在放疗过程中进行的中医中药治疗,以减轻放疗不良反应,增强放疗疗效。

129 放疗期间的不良反应有哪些？

放疗损伤肿瘤周围的正常组织，产生一系列的放疗反应，如食欲减退、疲乏无力、血象下降、口干舌燥、五心烦热、小便黄赤、大便干结、舌红苔黄等热盛津伤表现。胸部放疗时容易导致放射性肺炎、食管炎、心脏毒性等，从而产生刺激性干咳、心悸气短、吞咽困难、胸骨后疼痛等症状，严重时可危及生命。

130 放疗期间中医中药治疗的目的是什么？

这一阶段的中医中药治疗以养阴生津、活血解毒、凉补气血为主要原则，同时可根据患者体积差异，适当配合具有抗肿瘤作用的中药，对于放疗后产生的"虚寒""寒湿""湿热"表现的患者，应该辨证施治，不可见放疗一概清热，更不宜久用清热解毒、养阴补血药物，要随着治疗过程中的病情变化，及时调整治疗方案。

131 放疗期间常用的中药有哪些？

安替可胶囊：用于食管癌瘀毒证，与放疗合用可增强对食管癌的疗效。榄香烯注射液：适用于伴发胸腔积液、腹腔积液、心包积液、放射性肺炎等。生脉注射液：适用于素有心脏疾病患者，防止放疗期间出现的心悸、气短、四肢厥冷、汗出等症状。新癀片：用于放射性食管炎等黏膜损伤。

132 单纯中医中药治疗是指什么？

单纯中医中药治疗是指在手术后或放化疗后的疾病稳定期，以及对于不适于或不接受手术、放疗、化疗的患者进行的中医中药治疗，以控制肿瘤，稳定病情，改善症状，提高生存治疗质量，延长生存期。

133 单纯中医中药治疗的原则是什么？

治疗原则以益气、活血、解毒为主，有明确肿瘤病灶者联合中药软坚散结治疗，并在治疗过程中密切观察病情变化，及时调整治疗方案。

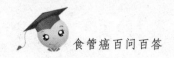
134 单纯中医中药治疗有哪些药物？

华蟾素注射液、康莱特注射液、榄香烯注射液、康艾注射液、抗癌平片、安替可胶囊、食道平散,适用于食道癌、贲门癌、贲门痉挛、食管狭窄梗阻等。

135 什么是食管癌的姑息治疗？

姑息治疗是 WHO 确定的癌症综合治疗控制规划的姑息治疗 4 项重点之一, 其最初强调解除患者的症状而不一定与根治性治疗相关,WHO 2002 出版的 *National Cancer Control Programmes* 中,对姑息治疗已经明确指出,姑息治疗的原则应当适用于所有慢性、最终可以致命的疾病的各个时期,越早越好。进食困难是食管癌最明显的症状,它严重影响患者的生活质量、营养状况和心理状态,对于无法手术的食管癌患者,姑息治疗的主要目的是用最小的创伤及最简便的方法,使患者吞咽困难取得快而持久的缓解,从而维持营养,提高生活质量,延长生存期。对于晚期食管癌患者不能实施手术切除治疗,多数患者存在严重的吞咽困难,对这些患者施行姑息治疗,目的在于减轻患者的症状,维持营养,并为其他治疗提供机会。姑息治疗主要包括外科姑息治疗和非外科姑息治疗。

136 外科姑息治疗主要包括哪些？

外科姑息治疗主要是通过外科手术干预解决患者的症状、维持营养等。晚期食管癌无法手术切除或经探查病灶不能根治切除,患者又不能进食时,目前临床可采用姑息性手术,常见的手术方式包括胃造口术、胃(空肠)造瘘术、食管胃转流吻合术、食管腔内置管术等。目前临床上应用较多的是胃造口术和空肠造瘘术。

胃造口术主要用于严重吞咽困难的食管癌患者,用以维持患者的营养,也用于放疗后食管狭窄或食管瘘患者的营养支持。胃造口更接近于患者的正常生理,具有较空肠造瘘更好的优势。空肠造瘘术适用于食管切除术后以胃重建食管而又不能进食者。通常采用经腹部切口,将营养管置入胃或空肠内,并经腹壁引出体外,操作简单,术后并发症发生较少。个别长期带管的患者,因引流管周围组织分解而使消化液外渗或营养管脱出。

胃(空肠)造瘘术适用于梗阻严重、无其他方法解决营养摄入的患者,此术式操作简单,对患者损伤小,但有部分患者不愿接受,如果造瘘方法不合理或护理不善,会引起消化液外溢,造成造瘘口周围皮肤糜烂和疼痛以及消化不良和腹泻等。

食管胃转流吻合术适用于开胸探查中、肿瘤不能完全切除、患者同时存在严重的进食下咽困难者,目的是满足患者经口进食的要求,维持营养,改善全身状况,为放疗和化疗提供条件。

食管腔内置管术是指选用适当长度、粗细的橡皮管或塑料管放置在食管癌病灶造成的狭窄部位,以便食物通过,改善梗阻状况,对无手术治疗指征又有严重进食困难者有一定的应用价值,但随着医学影像学技术和金属材料的发展和进步,食管支架已广泛应用于临床,使得该术式已很少被采用。

137 非外科姑息治疗主要包括哪些?

非外科姑息治疗主要包括经内镜而实施的一些治疗,改善患者的吞咽困难,提高营养状况。包括食管扩张术、支架置入术、光动力疗法等。

食管扩张术的优点是简单、见效迅速和经济,缺点是易发生穿孔和症状缓解时间短,因此一般不单独用于食管癌的姑息治疗,常用于食管腔内支架置入术前的准备,因狭窄严重,先行扩张,便于置入支架。行扩张术的致命并发症是食管穿孔和食管气管瘘,因此对于临床怀疑即将发生穿孔或瘘的患者避免进行扩张治疗。

金属支架置入的缺点

金属支架一旦置入，难以取出；肿瘤不断生长，淹没支架，导致再梗阻的发生；支架安放于食管胃交接部，导致反流的发生。

金属支架的应用使得不能手术的食管癌患者的姑息治疗得到了明显改善，金属支架置入后患者可以经口进食，大大提高了患者的生活质量，更符合人体生理。支架安放后可立即让患者饮水，以判断吞咽困难的程度，无并发症逐渐恢复半流质饮食，直至普食，一周内尽量避免进食过凉或粗糙的食物。

最初食管支架是采用塑料管制成的，材质僵硬，不易置入且患者耐受性差。1983年，Frimberger等首先报道了采用金属支架治疗食管狭窄获得成功，为食管狭窄的治疗提供了新思路。1990年Domschke首次报道使用金属自膨性支架治疗食管癌恶性狭窄，相对于塑料支架它具有明显的优势，其并发症更少，死亡率更低，住院时间更短。Cwikiel等报道了放疗、化疗、食管支架置入术3种方法姑息治疗晚期食管癌吞咽梗阻的对照研究结果，其有效率分别为56%、49%和81%，支架置入明显优于放疗或化疗。文献报道食管支架对于进食不畅的缓解率为70%~100%，现在支架已广泛应用于良恶性食管狭窄、食管气管瘘等食管疾病中，以解决食管梗阻，改善患者营养摄入状况，提高生活质量。

食管支架根据材质的不同可分为不锈钢金属支架、记忆金属支架及聚酯塑料支架。食管恶性狭窄治疗中多应用记忆金属支架或聚酯塑料支架，记忆金属多采用镍钛材质，具有良好的形状记忆功能和良好的弹性，在4℃以下时，可任意缩小变形而无弹性，随着温度的升高，支架逐渐恢复弹性，发挥持久扩张作用。聚酯塑料支架国外应用较多，可回收，此支架开口大，内有覆膜，发生再狭窄、出血等并发症的概率小。早期的支架没有覆膜，肿瘤可以继续突入管腔内，造成再次梗阻。覆膜支架出现后解决了这一问题，但是它又可能因此而发生移位。2005年英国开始生产并使用双层覆膜支架，此种支架内有覆膜以防止再狭窄，外层裸露镍线可防止支架滑脱移位。近年临床开始应用食管内粒子支架，将 ^{125}I 粒子捆绑在带膜支架上，通过内镜置入对中晚期食管癌患者进行治疗,此种支架既有传统的食管支撑作用,又能对肿瘤组织进行低剂量、局部、长期照射,达到治疗目的。^{125}I 粒子组织间置入对肿瘤的治疗已在外科应用并证实是安全、有效的。罗和生等对普通支架和 ^{125}I 粒子支架在晚期食管癌的治疗效果进行了荟萃分析,结果显示应用 ^{125}I 粒子支架置入后发生再狭窄的概率明显低于普通支架组。

138 晚期食管癌的光动力疗法是什么?

光动力疗法(PDT)是指利用生物合成的光敏剂被肿瘤组织摄取并滞留,使用特定波长的光照射,在有氧条件下依次产生光化学及光生物学反应,产生有细胞毒作用的单态氧或氧自由基,破坏肿瘤细胞,引起肿瘤组织不可逆损伤的一种微创性治疗方法。20 世纪 70 年代以来,国内外进行的临床研究结果表明,PDT 内镜在肿瘤的治疗中是有积极作用的,PDT 对肿瘤细胞具有相对选择性和组织的特异性,并发症少,实施简便,可反复实施;与手术、放疗、化疗不相互排斥,并具有一定的协同作用;可做多个疗程,不存在药物的耐受性;治疗时间短,48~72 小时即可发生作用。1996 年,FDA 批准部分纯化的血卟啉衍生物 Photofrin 作为 PDT 治疗食管癌。Yano 等对 37 例放化疗失败的食管癌患者进行 PDT 治疗,结果显示 22 例取得良好的疗效,有效率达 59.5%。Linden 等在最新的研究中报道,首次选择 PDT 作为治疗方案的食管癌患者的平均生存期达 50.9 个月,明显高于首选其他治疗方案(包括支架、腔内放疗、外照射放疗、化疗及扩张治疗)患者的 17.3 个月(P=0.012)。可见病例选择适宜的情况下,PDT 是食管癌治疗的理想选择。

光动力疗法也用于缓解食管癌患者的梗阻状况。先静脉注入光敏感剂,经过一段时间后被食管癌细胞选择性摄取,并长时间留于病灶,用低能量激光照射时,产生氧自由基,杀伤肿

光动力疗法的不良反应

主要不良反应为光敏感,典型反应为轻至中度红斑,重者发生肿胀、瘙痒和烧灼感,常发生于照射后的 2~3 天内,可有胸痛及吞咽疼痛等症状,但 72 小时后多可缓解。

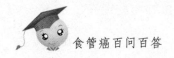

瘤细胞。光动力疗法具有选择性,光敏剂只被肿瘤细胞摄取,正常组织不摄取,所以对组织细胞的破坏只针对肿瘤组织,不针对正常组织。

139 **什么是激光治疗?**

自 20 世纪 80 年代,激光结合内镜治疗消化道梗阻开始应用于临床。1982 年 Fleischer 等先描述了使用内镜和 Nd:YAG 激光姑息治疗食管癌,此后该技术被许多学者广泛应用,一般 Nd:YAG 激光功率为 50~100W,每次治疗平均输出能量为 2000~10 000J,需多次治疗,治疗在全麻下操作,将内镜自癌灶远端或近端沿着病变长度以环绕形式使激光作用于肿瘤,最终获得显露足够的管腔。Low 等随机对比了激光和腔内短暂放疗对食管癌恶性狭窄的治疗结果,前者吞咽困难基本改善率为 91%,后者为 83%。1995 年,Freitas 等报道 104 例食管癌、贲门癌性狭窄所致吞咽困难的激光治疗结果,初次治疗后即有 78 例(75%)明显改善,17 例(16%)有改善,83 例随访至临终仍有一定的改善。1996 年,Mitty 等报道对 62 例晚期食管癌患者先行食管扩张术后应用激光治疗,93%的患者症状得到明显改善,仅有 14%的患者在 1 个月内需再次治疗,50% 的患者在 100 天内需再次治疗。沈明对国内外激光治疗食管癌的文献进行总结分析,认为激光治疗对晚期食管癌是一种简便、经济的方法,可有效解决进食梗阻症状,对于长度小于 6cm 的食管癌可推荐使用,当病变大于 7cm 或放疗后再次梗阻时应限制使用。激光治疗出现并发症的发生率为 2.3%~8.6%,常见的并发症有出血、穿孔、食管气管瘘等。氩激光凝固法后来也开始应用于消化道肿瘤的姑息治疗。1998 年 Heindorff 等报道,采用氩激光凝固法对不能手术的 83 例食管癌、贲门癌恶性狭窄病例进行治疗,其中的 48 例(58%)治疗一次即可进食普通食物。2000 年 Akhtar 等也采用氩激光对 18 例食管胃交接部癌患者进行治疗,其成功率为 78%。目前尚没有文献对两种激光治疗的优劣进行比较。

康复疑问

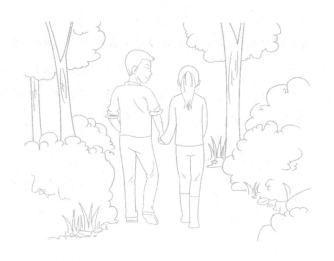

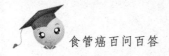

140 食管癌患者术后能否正常进食？

部分患者及家属担心食管切除术后不能正常经口进食，这一担心大可不必。在食管切除术后的最初一周内，食管和胃的吻合口需要重新愈合，这段时间内禁食、水，可减少食物对吻合口的刺激，减轻胃酸的分泌，促进吻合口的愈合。一般一周左右吻合口可良好愈合，患者就可经口进流质饮食，并逐步过渡为半流质饮食，一般两周左右可正常饮食。但因为贲门的切除，胃的部分切除及胃的上提，导致消化道的解剖结构的改变，会对术后进食产生一定的影响。术后患者的进食习惯需要改变，一般需要细嚼慢咽和少食多餐，减轻反流症状。

141 食管癌患者术后如何进行随访？

食管癌根治术后仍有多数患者会出现复发和转移，这些情况如能及时发现，可能还需要行后续治疗，延长生存期，提高生活质量。因此，出院后进行随访的意义重大。随访时间，术后 2 年内每 3~4 个月一次，术后 2~5 年每 6 个月一次，术后 5 年以上每年一次。

142 食管癌患者为何有营养风险？

温馨提示

营养风险和营养不良是肿瘤患者出现并发症和死亡率增高的主要原因之一。

食管癌是高消耗疾病，癌细胞异常快速生长，消耗过多的营养，使机体不能得到充分的营养供应，表现为营养风险和营养不良，影响患者的治疗。此外，各种不同的治疗方法，如手术、放疗、化疗等，都不可避免地损伤机体，加重患者的营养不良。

143 食管癌患者营养不良的原因有哪些？

肿瘤的局部影响：食管癌患者的吞咽困难与肿瘤的形态和部位有关，由于食管可伸展，所以吞咽困难的症状出现较晚。多数患者在诊断前已有 3~6 个月的吞咽困难,并至少累计4cm长度范围的食管。有些患者在首次就诊前就已出现体重减轻,还有些患者有反流、吞咽痛、呛咳或噎食等症状,患者因而害怕或不愿意进食,使营养不良的风险更高。

肿瘤的全身影响:有些食管癌患者会出现恶病质,表现为体重减轻、虚弱和不断加重的厌食。恶病质并不仅仅是消耗过多那么简单,患者的许多代谢状况都发生了异常改变。

肿瘤的治疗影响:食管癌手术治疗在切除癌变组织的同时,也会改变上消化道结构,造成易饱、反流、恶心、呕吐和维生素缺乏等。手术吻合口渗漏或狭窄也会影响进食和术后营养吸收。放疗和化疗虽能缩小肿瘤、缓解吞咽困难,但同样会损伤消化道,引起恶心、呕吐、腹泻和胃炎。放疗还可引起食管炎,患者有明显的吞咽困难、吞咽痛、反流和食管狭窄。目前针对局部肿瘤倡导多模式联合治疗,短期毒性较强,但营养流失较小。

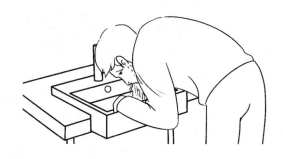

144 食管癌患者加强饮食营养的好处有哪些?

帮助患者适应肿瘤治疗产生的不良反应;加速被破坏的组织和伤口愈合的时间;提高免疫系统对抗感染的功能;维持健康体重,增强良好的自我感觉。

145 食管癌患者营养误区是什么?

(1)饥饿疗法。有人认为不吃东西可让肿瘤细胞没有能量生长,继而"饿死",这是错误的观点。肿瘤细胞是不正常的细胞,它们异常地快速分裂、生长,并"窃取"体内正常细胞的营养。所谓"饥饿疗法"会造成机体营养不良,影响体内正常细胞的生长和保护作用,使免疫力下降,增加感染的风险。

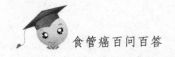
(2)极端忌口。对于民间所说的"发物"是否促进肿瘤生长,目前尚无确切科学依据。动物性食物是蛋白质的主要来源,应适量食用,有人认为,馒头、面包是经过发酵的,也是发物,这是无稽之谈。应遵医嘱忌口,以免影响营养摄入。

(3)食疗优于药疗。当今对肿瘤的预防和治疗尚无特殊手段,手术、化疗、放疗、免疫营养治疗等均是肿瘤综合治疗的重要内容。事实上许多食品都有一定的辅助抗癌作用,但遗憾的是,还没有可靠的医学研究证实特殊食谱、食物、维生素、矿物质、食品添加剂、草药或复方产品能延缓肿瘤进展、治愈肿瘤或预防复发。实际上,其中有些维生素或补剂会影响肿瘤治疗的成效。食物的主要作用是提供机体生存所需的各种营养素,以提高机体免疫力,改善体质。

(4)水果的营养比蔬菜好。因为水果价格偏高,人们就认为水果比蔬菜有营养。其实水果的营养价值普遍比蔬菜低,如100g苹果的维生素C含量为4mg,而100g小白菜的维生素C含量是28mg。每天最好选用5种以上的蔬菜,总量300~500g。当然,水果色美、可口,还可以生吃,也是重要的辅助食品。

146 食管癌治疗期间有哪些膳食建议?

(1)积极进食。肿瘤治疗期间,患者要摄入充足的蛋白质和热量,这样才能有助于维持患者的体力、修复肿瘤治疗的损伤。让患者坚持吃东西,即使一两样也行,以后逐渐增加。也可以通过专业液体营养餐补充更多的热量、蛋白质和其他营养素。即使有些时候患者根本不能吃东西也没有关系,只要患者感觉舒服就行,能吃东西的时候再吃。如果超过两天还不能吃东西就应及时向医生汇报。让患者表达自己的膳食愿望,与家属和朋友随时保持沟通,加强理解。

温馨提示

摄入足量液体,特别是患者不能吃东西的时候更要补充足够的液体。

(2)小心处理食物,避免污染。冷热食物分开,吃剩的或者预留的食物应立即放在冰箱里保存。所有生吃的水果、蔬菜应先去皮。草莓之类的很难清洗干净的水果最好不要给患者吃。加工食物或进食之前应洗手、洗刀叉、洗菜板等接触食物的东西,特别是处理生肉、鸡鸭和鱼类的时候。处理肉类和瓜果的菜板应分开。肉类、鸡鸭和鱼类应冷冻保鲜,化冻后也应及时加工,以避免在常温下暴露时间过长而腐蚀。对于肉类、鸡鸭和蛋类应充分烹煮,肉块中不应有粉红肉质。鸡蛋应凝固成型。

温馨提示

不要吃生鱼、贝类。不要食用过期或霉变食物,包括地方风味的霉变豆制品。不要吃自助烧烤和生食蔬菜沙拉。

(3)给肿瘤护理者的特别提醒。如果患者的饮食口味发生改变,不要惊慌或难过,因为肿瘤患者的确会出现这种情况。把食物放在方便取送的地方,患者想吃时就随时吃到,例如把小食品、果汁或蛋糕放在床头等。给予心理支持,不要勉强肿瘤患者进食。当患者没有食欲时鼓励多喝白水。与肿瘤患者一起讨论饮食问题,彼此都调整到平和的心态。

(4)不要让负面情绪影响食欲。肿瘤治疗过程中,患者可能会感到抑郁、焦虑、害怕、愤怒、无助和孤独,这些感觉是正常的。当这些负面情绪过于强烈

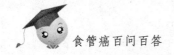

时,患者可能就没有兴趣吃东西了。乏力症状会使肿瘤患者更难以调整心态。肿瘤治疗期间的负面情绪是可以得到控制的,不要被击垮。在肿瘤治疗期间吃喜欢的食物,不仅能够避免消极情绪,还能充分享受食物。放松,自我调节,让心情平静下来,消除心理压力。与信任的人沟通心理感受。参加肿瘤患者组织,从同伴中获得帮助。在肿瘤开始前就了解饮食问题和其他不良反应的信息,特别是那些自主意识较强、善于控制自己的人。充分休息,确保每天晚上睡眠时间至少为 7~8 小时。白天可以做让精神放松的事情,如读书或看电影。不要安排太多的事,轻松地度过每一天,并坦然接受各方面的帮助。每天保持一定的运动量,研究显示,每天散步或少量锻炼其心理状态会更好。适当的活动也有助于提高食欲。如果很难调整情绪,可以向医生咨询,包括必要的药物和手段。

147 食管癌患者应吃抗氧化剂吗?

人体正常代谢过程会对组织细胞造成某些微小损害,这可能与肿瘤有关。但机体会从蔬菜、水果中利用某些营养素(如抗氧化剂)防范这些损害。抗氧化剂包括维生素 C、维生素 E、类胡萝卜素和一些植物营养素。多吃富含抗氧化剂的水果的人患癌的风险较低,但抗氧化剂的医学研究还没有得到确切结论,因此建议从食物中获取抗氧化剂,不必服用人工复方药剂。

148 转基因食品对肿瘤患者安全吗?

转基因食品是在自然植物或有机物的基因中添加了某些基因片段,可以抗病虫害、增加口味、增加营养成分或仅仅是为了便于商业运输。理论上,这些增加的基因片段对敏感或过敏体质的人可能有不良影响。但目前市场上销售的转基因食品未发现有毒害作用或影响肿瘤的风险。

149 如果说肿瘤是基因变异引起的,饮食怎么可能影响肿瘤?

某些基因变异增加了肿瘤风险,而膳食中的营养素是可以防止基因受损的。即使患有与基因有关的肿瘤,积极锻炼、控制体重和调节膳食仍然可以延续或预防肿瘤进展。优化膳食结构是健康生活方式的一部分,充分发挥积极抵抗肿瘤的重要作用。

150 橄榄油能抗癌吗?

橄榄油可降低患心脏病的风险,但与肿瘤病没有直接关系。橄榄油是饱和脂肪酸的良好替代品,但热量也很高,肿瘤患者食用橄榄油应适度。

151 硒能抗癌吗?

硒是一种矿物质,参与人体抗氧化的防御过程。动物研究发现,硒能预防肿瘤。仅有一项人体研究发现,硒能降低肺癌、结肠癌和前列腺癌的风险。由于过量服用硒会引起中毒,因此不建议肿瘤患者自己服用硒片,应向医生咨询。

152 十字花科蔬菜能抗癌吗?

十字花科蔬菜包括西兰花、花椰菜、甘蓝等,这些蔬菜含有某些抗结肠癌的物质。但更强的医学研究证据表明,吃各种蔬菜有降低肿瘤风险的作用,应食用多种蔬菜。

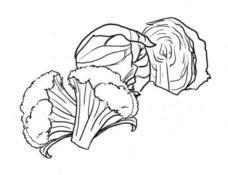

153 鱼油能抗癌吗?

鱼油主要的成分是 EPA 和 DHA,EPA 和 DHA 同属于 ω-3 多不饱和脂肪酸,是人体自身不能合成但又不可缺少的重要营养素,因此被称为人体必需脂

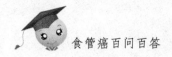

肪酸。这些成分只在自然生长的鱼类中才比较丰富，尤其以吃海藻的巡游鱼种为佳。有研究表明，ω-3多不饱和脂肪酸可能抑制肿瘤生长，还能增强机体免疫力，并使化疗药物聚集在肿瘤细胞内，进而增强抗肿瘤药物的作用。

温馨提示

鱼油和鱼肝油完全不同，鱼肝油的主要成分是维生素A和维生素D，用于防治夜盲症和佝偻病。

154 肿瘤患者的医学营养支持有哪些？

食管癌患者有严重的吞咽困难且术后部分胃肠道消化吸收功能减弱，需要通过医学途径补充营养及医学营养支持治疗。食管癌的医学营养支持治疗包括口服或管饲喂养(肠内营养)，也可通过静脉输注(肠外营养)。医生根据肿瘤患者的营养状况确定适合不同患者的喂养途径、营养制剂的类型和量，可以更快速、全面提高患者的营养状况，降低感染风险。

155 什么是肠内营养？

肠内营养即管饲喂养，就是将混合了蛋白质、碳水化合物、脂类、维生素和矿物质的"人工食物"通过特殊的管道直接输注到胃或小肠，简化口腔咀嚼、吞咽、食管传送和胃部搅拌分解的过程。这个营养全面的"人工食物"也可以直接口服，完全可以替代自然食物。

温馨提示

肠内营养的喂养管有许多种，有的是经鼻腔插入胃或小肠，有的经皮肤造口直接进入胃或小肠。医生可根据肿瘤患者的情况选择最适合的路径。

156　鼻胃管喂养的优缺点是什么？

患者可能觉得不适。但插管比较简便,过程也不复杂,并不会给患者造成明显持续的痛苦。喂养管位于患者的面部,患者有时在心理上不太接受。如果喂养管固定不好,可能会滑脱出来。一般护士会妥善处理,看护者通过训练也能正确应对。喂养管插管方法不正确时可能被误插入患者的肺部,引起患者咳嗽,一般重新插管即可。喂养速度不宜过快,必要时需要借助输注泵来调节速度。

157　胃造瘘或空肠造瘘的喂养注意要点是什么？

喂养管会堵塞,每次喂养前后要冲洗管道。喂养时间过快时,有些患者会出现腹泻。当出现造瘘口周围的皮肤组织红肿、喂养管周围出现无色液体、患者体温升高时,要及时与医生沟通。

158　什么是肠外营养？

肠外营养是省略了胃肠的消化功能吸收, 直接将营养制剂通过静脉输注管道输入血液系统,再转运到全身被利用。肠外营养的营养制剂也是蛋白质、碳水化合物、脂类、维生素和矿物质的混合制品,但成分与肠内营养用的制剂不同,可直接参与人体组织的生理功能。

159　肠内、肠外营养如何选择？

肿瘤患者需要高能量、高蛋白的特殊膳食。肿瘤患者的营养治疗首选肠内营养,可降低感染风险,有助于维持肠黏膜功能和内脏免疫功能,而且不管是口服制剂还是管饲制剂都比静脉营养制剂费用低。肠外营养适合于胃肠功能严重损伤、不能耐受肠内营养的肿瘤患者,例如放疗后严重肠炎的患者。

160　什么是免疫营养？

肿瘤患者优选添加了免疫营养素的营养制剂配方(ω-3 多不饱和脂肪酸),

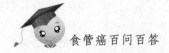

特别是大型胸、腹部手术之前,所有肿瘤患者都建议采用免疫强化的肠内营养制剂提升营养水平。含有免疫调节成分的肠内营养配方可以降低手术后感染并发症、缩短住院时间。这类配方的营养液通常添加有精氨酸、ω-3多不饱和脂肪酸、谷氨酰胺及核苷酸。食管癌患者口服强化谷氨酰胺营养后淋巴细胞功能增强,放化疗期间消化道黏膜损害较少。谷氨酰胺可能有助于提升肿瘤患者的机体免疫力和胃肠道黏膜屏障功能。

161 食管癌患者出院后饮食和保健应注意哪些事项?

(1)饮食。出院后可继续半流质饮食,如藕粉、蛋羹、麦片粥、大米粥、烂糊面等,逐渐由稀变稠。术后1个月左右可以由软食过渡至正常饮食。每天可以进餐5~8顿。进食要细嚼慢咽。应摄入易消化食物,荤菜及蔬菜应尽量切碎后食用。无需特殊忌口,清淡、新鲜、富于营养、易于消化的都可以吃,不吃辛辣、刺激的食物,禁烟酒。坚持每天进食少量干食(馒头、米饭等),防止吻合口狭窄。为了防止食物反流及误吸等并发症,患者应少量多餐。每次进食后不要立即平卧,应以坐起、散步等为宜。夜间睡觉时可将上半身垫高30°,应高枕卧位(2~3个枕头),尽量朝向手术的一侧睡觉。

(2)锻炼与休息。注意休息,劳逸结合。对病情和治疗期间的不良反应要有正确的认识,务必保持乐观开朗、心情舒畅。适当体育锻炼,如散步、打太极拳等,不能过劳。尽量避免去人多的公共场合,避免环境中的致病菌侵害,预防感冒。

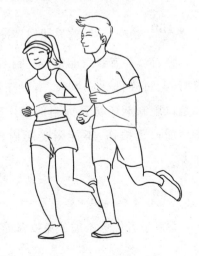

(3)药物与治疗。每日定时定量服药(如止酸药),注意药物副作用。坚持长期随访。术后2年以内每3个月复查一次,2~5年每半年复查一次,5年以后每年一次。复查包括做胸片、胸部CT、腹部B超等。如果需要接受术后放化疗,一般于术后3~4周开始。